眼底病
人工智能研究

蒋 沁　张少冲◎顾问

万 程　钱 湧　杨卫华◎主编

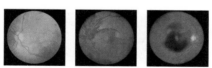

长江出版传媒　湖北科学技术出版社

图书在版编目(CIP)数据

眼底病人工智能研究/万程,钱湧,杨卫华主编.—武汉:
湖北科学技术出版社,2022.7
ISBN 978-7-5706-1975-7

Ⅰ.①眼… Ⅱ.①万… ②钱… ③杨… Ⅲ.①人工智能—
应用—眼底疾病—诊疗 Ⅳ.①R773.4-39

中国版本图书馆 CIP 数据核字(2022)第 069145 号

策　　划:冯友仁
责任编辑:常　宁　　　　　　　　　　　　　　封面设计:曾雅明

出版发行:湖北科学技术出版社　　　　　　　电话:027—87679454
地　　址:武汉市雄楚大街 268 号　　　　　　邮编:430070
　　　　　(湖北出版文化城 B 座 13—14 层)
网　　址:http://www.hbstp.com.cn

印　　刷:武汉雅美高印刷有限公司　　　　　　　　　　邮编:430015

787×1092　　　　　　1/16　　　　　13 印张　　　　　293 千字
2022 年 7 月第 1 版　　　　　　　　　　　　2022 年 7 月第 1 次印刷
　　　　　　　　　　　　　　　　　　　　　　定价:98.00 元

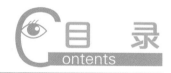

目录 Contents

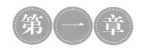

第一章 常见眼底病和影像检查

第一节 概　述

视网膜是视觉形成的初始部位，也是多种致盲性眼病的病变部位，在防盲治盲中具有重要作用。视网膜还是全身唯一可在活体情况下观察神经和血管组织的地方，成为了解眼病和某些全身疾病的重要窗口。

视网膜由视泡内陷形成的视杯发育而来，其中视杯的外层形成视网膜的色素上皮层，视杯的内层演变为由多层细胞组成的视网膜感觉层，又称神经上皮层，二者共同组成视网膜。

视网膜结构和功能特点如下。

视网膜包括外层的色素上皮层和内层的神经上皮层。其中，神经上皮层由视锥视杆细胞层、外界膜、外颗粒层、外丛状层、内颗粒层、内丛状层、神经节细胞层、神经纤维层、内界膜组成。它们与色素上皮层共同构成了视网膜的 10 层结构。

视网膜的感光功能主要在神经上皮层内实现。视网膜的光感受器为视锥细胞、视杆细胞。它们将所接受的光刺激转变为神经冲动，经突触联系双极细胞、水平细胞，到神经节细胞，再经神经节细胞的轴突至神经纤维层和视神经，传递至外侧膝状体，最终到达枕叶视皮质，经大脑加工、翻译形成视觉。

视网膜作为眼部和大脑之间的屏障，有内外两层屏障系统。其中视网膜色素上皮细胞之间存在的紧密连接，构成视网膜与脉络膜之间的外屏障，又称血视网膜外屏障，阻挡脉络膜来源的异常成分进入视网膜。内屏障为视网膜毛细血管管壁的内皮细胞之间的闭锁小带和周细胞，又称血视网膜内屏障，阻挡血液异常成分进入视网膜。

视网膜本身的功能特性包括透明性和高代谢性。视网膜的神经上皮层除血管分布外，基本为透明组织，为高质量的视觉形成提供基础。视网膜的透明性由视网膜内多种细胞的规则排列方式、视网膜内外屏障的完整和视网膜中部分细胞具有水转运功能等因素来保证。视网膜的高代谢性表现为光感受器细胞的外节不断脱落，需要由视网膜色素上皮细胞持续吞噬代谢。视网膜的高代谢性还由其丰富的血液供应体现，视网膜需要视网膜中央血管系统和睫状血管系统所形成的 4 层毛细血管网供应血液，分别是神经纤维层表面的视盘周围放射状血管网、内核层浅层毛细血管网和深层毛细血管网，以及脉络膜毛细血管网。

黄斑为视盘颞侧上下血管弓之间直径 5.5 mm 的视网膜特殊区域。此处含有叶黄素和玉米黄素等黄色色素，外观呈黄色。在组织学上含有 2 层以上的节细胞层。黄斑中心 1.5 mm 的区域为中央凹，形态恰如凹形，凹形底部光感受器细胞均为视锥细胞，中央凹存在的缺乏视网膜血管的区域称为中央凹无血管区，以上结构特征使得黄斑中央凹处视网膜具有特别高的空间视力和色觉。

第二节 👁 常见眼底疾病

一、年龄相关性黄斑变性

年龄相关性黄斑变性（age-related macular degeneration，AMD）是一种常见的影响中心视力的视网膜变性疾病。常见于 50 岁以上人群，随着年龄增长，发病率逐渐增高。年龄相关性黄斑变性分为干性和湿性两种类型。

1. 干性年龄相关性黄斑变性

玻璃膜疣是干性年龄相关性黄斑变性的特征性临床表现。玻璃膜疣是视网膜色素上皮层与 Bruch 膜之间或 Bruch 膜内的沉积物。与色素上皮退行性改变有关。玻璃膜疣有多种类型，包括大的玻璃膜疣（直径大于 64 μm）、小的玻璃膜疣（直径小于等于 63 μm）、钙化玻璃膜疣、基底膜层状沉积的玻璃膜疣。其中多发性大的玻璃膜疣提示 AMD 病情进展和视力丧失，小的玻璃膜疣本身并非病情进展的危险因素。视网膜色素上皮层异常包括非地图样萎缩、局部色素增生和地图样萎缩，这些是干性年龄相关性黄斑变性常见的眼底表现。干性年龄相关性黄斑变性眼底彩照见图 1-1。

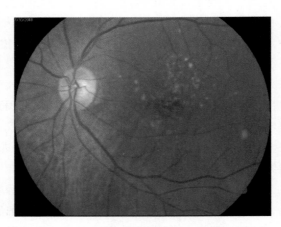

图 1-1　干性年龄相关性黄斑变性眼底彩照

临床表现和影像学检查如下。

眼底镜检查可见视网膜下淡黄色沉积物，包括大的玻璃膜疣、小的玻璃膜疣或钙化玻璃膜疣。钙化玻璃膜疣外观发亮，大多数 AMD 患者中不同类型的玻璃膜疣并存。大的玻璃膜疣常融合为更大的，导致玻璃膜疣样色素上皮层脱离。玻璃膜疣可随时间推移而出现或消退。

玻璃膜疣常伴有视网膜色素上皮层的不规则颗粒样外观。当玻璃膜疣特别是玻璃膜疣样色素上皮层脱离或自行消退后，常可看到非地图样萎缩区或地图样萎缩区。视网膜色素团块或局部色素增生提示视网膜色素上皮层变性的进展。

荧光素眼底血管造影术（fundus fluorescein angiography，FFA）的典型表现为斑片状强荧光或弱荧光，但无荧光素渗漏。玻璃膜疣可表现为早期或晚期强荧光，取决于视网膜色素上皮层是否完整及玻璃膜疣自身的组织化学特性。大的软性玻璃膜疣的典型表现是早期弱荧光和晚期强荧光。地图样萎缩表现为边界始终清晰不变的散在强荧光区。

光学相干断层扫描成像（optical coherence tomography，OCT）上硬性玻璃膜疣的典型表现为高亮反射伴有尾巴状回声。软性玻璃膜疣的典型表现为高反射区域。分布位置随玻璃膜疣在视网膜层间的变化而变化。

2. 湿性年龄相关性黄斑变性

湿性年龄相关性黄斑变性的特点是视网膜内、视网膜下或视网膜色素上皮层下渗漏、出血或脂质渗出。脉络膜新生血管（choroidal neovascularization，CNV）是异常生长的脉络膜新生血管，可穿过病损的 Bruch 膜长入视网膜下间隙。在 AMD 患者中 CNV 可侵入 Bruch 膜和视网膜色素上皮层。年轻患者中 CNV 的表现为新生血管，仅发生在视网膜下间隙，视网膜色素上皮层脱离表现为泡样隆起。视网膜色素上皮层脱离可血管化，或者仅仅是浆液性色素上皮脱离，不伴 CNV。盘状瘢痕是进行性纤维化及黄斑光感受器功能丧失的过程，也是 CNV 和视网膜色素上皮层脱离共同的结局。湿性年龄相关性黄斑变性眼底彩照和眼底 FFA 检查见图 1-2。

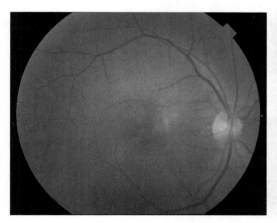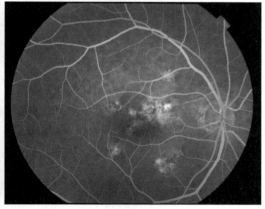

图 1-2　湿性年龄相关性黄斑变性眼底彩照和眼底 FFA 检查

临床表现和影像学检查如下。

裂隙灯下仔细检查眼底对于诊断湿性年龄相关性黄斑变性很重要，因为视网膜水肿、视网膜下积液、脂质渗出、视网膜内或视网膜下出血等征象可能并不明显。存在视网膜色素上皮层脱色素区或萎缩区时，判断是否存在视网膜下积液比较困难。

湿性年龄相关性黄斑变性的 OCT 影像中可见黄斑或视网膜色素上皮层增厚，常有视网膜内囊样改变、视网膜下积液或视网膜色素上皮层脱离。

二、脉络膜新生血管

脉络膜新生血管（CNV）分为典型性脉络膜新生血管、隐匿性脉络膜新生血管。以 Bruch 膜为界，分为未突破 Bruch 膜的 I 型 CNV 和突破 Bruch 膜的 II 型 CNV。OCT 影像学表现随结构不同而不同。

典型性脉络膜新生血管眼底检查可见视网膜下灰绿色病变，因新生血管壁功能不全，常伴有黄斑下积液、出血或脂质渗出。FFA 造影可以确定 CNV 的范围和性质。CNV 可位于中央凹下（正中位）、中央凹旁（距中央凹 1～199 μm）或中央凹外（距中央凹大于等于 200 μm）。典型性脉络膜新生血管的 FFA 特点是早期荧光素渗漏出现在脉络膜血管和视网膜血管充盈时，可呈类似血管网的花边样外观，典型者轮廓清晰，更为重要的是病变部位在再循环期和晚期都有持续的荧光素渗漏。OCT 显示的 I 型 CNV 和 II 型 CNV 见图 1-3、图 1-4。

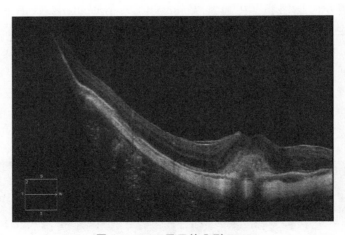

图 1-3　OCT 显示的 I 型 CNV

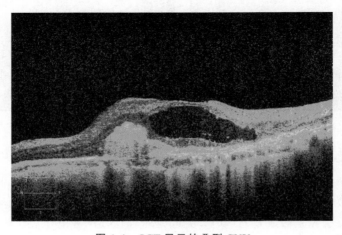

图 1-4　OCT 显示的 II 型 CNV

三、视网膜色素上皮层脱离

视网膜色素上皮层脱离分为纤维血管性色素上皮脱离和浆液性色素上皮脱离。浆液性色素上皮脱离的特点是视网膜色素上皮层下积液呈泡样隆起。眼底检查时，在裂隙灯照明下可见一个发亮的橘黄色环。浆液性色素上皮脱离常伴有浆液性黄斑神经上皮脱离。FFA 中脱离范围内荧光素染料快速充盈，呈均匀的强荧光。纤维血管性色素上皮脱离时可伴有浆液性色素上皮脱离。OCT 显示的视网膜色素上皮层脱离见图 1-5。

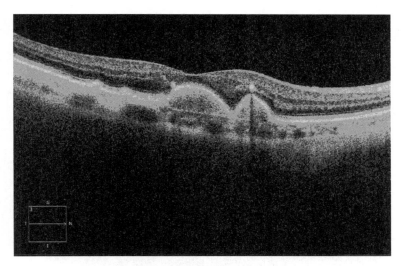

图 1-5　OCT 显示的视网膜色素上皮层脱离

四、特发性息肉样脉络膜血管病变

（一）病因和发病机制

目前，有学者认为特发性息肉样脉络膜血管病变（idiopathic polypoidal choroidal vasculopathy，IPCV）是 CNV 的一种特殊类型。本病又称多灶复发性浆液血清样视网膜色素上皮层脱离或后部葡萄膜出血综合征。以视网膜后极部脉络膜血管局限性膨隆，呈息肉状改变，伴有反复性出血，同时并存浆液性色素上皮脱离或纤维血管性色素上皮脱离为特征。

IPCV 的病因尚不明确，最初认为本病好发于黑种人，女性居多，其发病可能存在种族上的差异，现在认为任何种族均可发病，尤其是有色人种，男女发病率差异不大。IPCV 多单眼受累，常发生于 50 岁以上中老年人，发病率略低于 AMD。息肉状改变发展缓慢并可以自行消退或再次发生，有学者推测这种息肉状结构可能是血管生成过程中动脉瘤性扩张或血管内皮细胞增生所致。基于脉络膜内层有异常血管的发现，认为本病是 AMD 中脉络膜新生血管的一种变异性表现。对 IPCV 患者的标本进行组织学研究，发现 Bruch 膜内有息肉状血管病变，局部血管膨隆扩张，血管壁变薄，呈簇状分布，周细胞消失，周围有巨噬细胞及纤维成分浸润。免疫组化研究发现视网膜色素上皮层内有血管内皮细胞存在，提示是一种脉络膜新生血管，之后也有学者证明了同样的病理改变。

（二）临床和影像学表现

1. 症状

患者视力轻中度下降，视物模糊，可有眼前黑影、中心暗点及视物变形，严重者视力急剧下降。

2. 眼底彩照

眼底彩照见明亮的淡橘红色，多有视网膜下出血，伴有脂样沉积，后极部视盘周围、黄斑附近以及中周部眼底有浆液性色素上皮脱离或纤维血管性色素上皮脱离，也可有神经上皮脱离，少数可发生玻璃体积血。可在多数患者中见到典型的脉络膜血管病变，其表现为大小不等、单个或多个呈橘红色结节样或球状的息肉样隆起。小部分反复发作的患者晚期表现为广泛的视网膜色素上皮层变性和萎缩，但很少有瘢痕组织形成。（图 1-6）

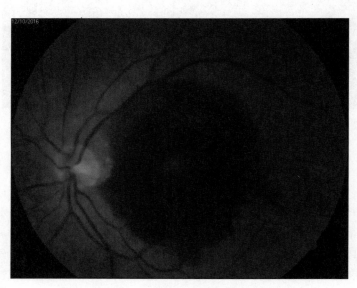

图 1-6　特发性息肉样脉络膜血管病变眼底彩照

3. 眼底造影特征

（1）FFA：典型的息肉状扩张血管病变表现，类似 CNV，早期病变血管呈花边样或斑块状强荧光，晚期可有不同程度的荧光素渗漏，而多分支的异常血管网往往不能观察到，缺少特征性表现。

（2）吲哚菁绿脉络膜血管造影（indocyanine green angiography，ICGA）的典型表现为早期显示内层脉络膜伞样的分支状血管网，随之在其末端呈息肉状或呈动脉瘤样簇状扩张的强荧光（图 1-7）。活动性病变随造影时间的延长局部可有荧光素渗漏，晚期可呈荧光着染，而静止性病变者造影晚期表现为荧光减弱或出现血管负影。ICGA 的这种特征性改变对诊断 IPCV 有着重要意义。

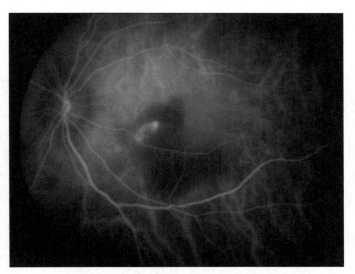

图 1-7　特发性息肉样脉络膜血管病变吲哚菁绿脉络膜血管
造影，可见视网膜后极部息肉状脉络膜血管扩张的强荧光

4. OCT 成像特征

眼底彩照中橘红色结节样隆起表现为视网膜色素上皮层高反射区域呈陡峭的隆起，其下可见中等反射或结节状改变。

五、中心性浆液性脉络膜视网膜病变

中心性浆液性脉络膜视网膜病变（central serous chorioretinopathy，CSC）是一种常见于中青年的黄斑病变，有自愈倾向，但易反复发作。

（一）病因和发病机制

病因不明。可能是多因素作用的结果，与年龄、性别、性格、全身情况及气候均有关。发病机制还不十分清楚，系不同原因导致视网膜色素上皮层病变及脉络膜毛细血管通透性增高，从而引起神经上皮脱离。

（二）临床表现和影像学检查

患者多于劳累或情绪波动后出现视野中暗影遮挡，视物变色、变小，视力可正常或不同程度下降。眼底检查可见黄斑部神经上皮盘状脱离，中央凹反射消失。后期可见脱离区视网膜下黄白色点状沉着。少数病例中可见延续至周边部的视网膜泡状脱离及视网膜下黄白色纤维素样物质聚集。反复发作者黄斑部色素紊乱。但不会见到出血，一旦有出血发生则提示其他病变。

（三）诊断和鉴别诊断

诊断要点：①典型的临床表现。②眼底血管造影，包括 FFA 及 ICGA。早期 FFA

可见单个或多个强荧光点，晚期 FFA 示渗漏增强；早期 ICGA 可见脉络膜血管扩张及灌注不良区，造影过程中可见荧光素渗漏。③OCT 是诊断及随访的最便捷、最精确检查，表现为局限的浆液性神经上皮脱离或合并浆液性色素上皮脱离。OCT 显示的中心性浆液性脉络膜视网膜病变和好转见图 1-8、图 1-9。

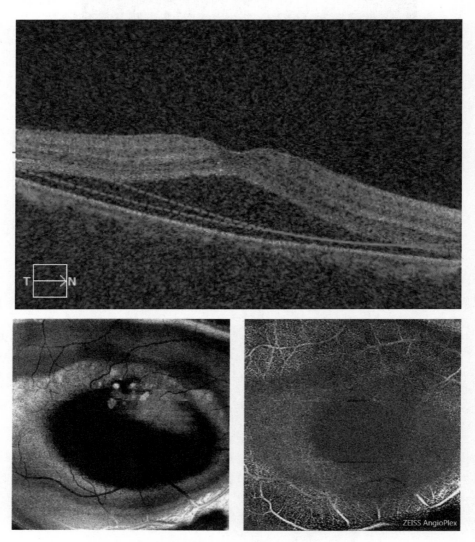

图 1-8　OCT 显示的中心性浆液性脉络膜视网膜病变

本病需要与原田病（Harada disease）鉴别，后者的神经上皮脱离往往为多灶性，并可见视盘充血、水肿或脉络膜皱褶。

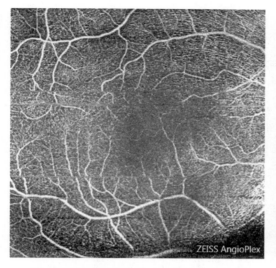

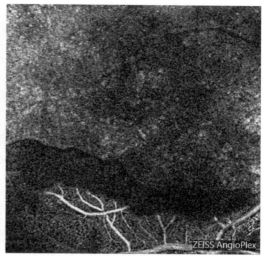

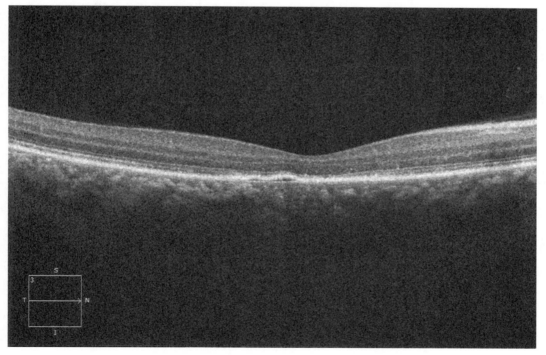

图 1-9 OCT 显示的中心性浆液性脉络膜视网膜病变好转

六、高度近视性黄斑病变

高度近视性黄斑病变是指高度近视者眼轴增长、巩膜变形等导致的黄斑一系列眼底改变，包括弧形斑、视盘倾斜、后巩膜葡萄肿、漆裂纹、脉络膜新生血管、黄斑裂孔性视网膜脱离、视网膜劈裂和脉络膜视网膜萎缩等。

弧形斑：因毗邻视神经的视网膜色素上皮层萎缩而形成的新月形或圆弧形斑，多位于视盘颞侧。

视盘倾斜：视盘因眼轴增长，而垂直拉长或倾斜。

因巩膜不断向后延长，而视网膜无法达到巩膜延长的长度，从而使得后巩膜葡萄肿、视网膜劈裂、后极部凹陷与脉络膜视网膜萎缩。

漆裂纹：Bruch膜自发性线性破裂，可引起视网膜下出血。

眼底图像显示：高度近视者眼周边部视网膜可有弥漫性色素改变，脉络膜、视网膜变性或萎缩斑。玻璃体后脱离发生概率较高。

七、黄斑裂孔

黄斑裂孔是指累及黄斑中央凹的视网膜神经上皮层部分或全层缺损。

（一）病因和发病机制

常见于老年人、眼外伤者、高度近视者等。黄斑裂孔可因外伤、变性、长期囊样改变、高度近视、玻璃体牵拉等引起。老年人相对健康的眼若无其他病因而发生黄斑裂孔，称为特发性黄斑裂孔。

（二）临床表现和影像学检查

患者可有视力不同程度下降，视物变形，视野中央暗点。检眼镜下黄斑呈边界清晰的圆形或椭圆形红斑，孔内可有黄色颗粒。高度近视者的黄斑裂孔易引起视网膜脱离。Gass将特发性黄斑裂孔分为4期：Ⅰ期，黄斑裂孔前期，中央凹变平，视力可较好；Ⅱ期，中央凹或其周围逐渐形成裂孔，通常<400 μm，视力明显下降；Ⅲ期，裂孔变大，>400 μm，玻璃体后皮质仍与黄斑粘连；Ⅳ期，玻璃体后皮质完全脱离，伴较大的全层黄斑裂孔。

（三）诊断和鉴别诊断

诊断要点如下。①病史：应询问既往外伤史、眼部疾病史及手术史、屈光状态、年龄等。②检查：裂隙灯、眼底镜检查可见裂孔。③特殊检查：OCT检查可明确诊断，并有助于鉴别诊断，见图1-10。

鉴别诊断：应与黄斑囊样水肿、黄斑劈裂相鉴别。

八、黄斑视网膜前膜

（一）病因和发病机制

病因尚不明，目前认为内界膜缺损是引起黄斑视网膜前膜的先决条件。玻璃体后脱离时对黄斑的牵引、感染、抗原抗体复合物和血液成分的降解产物等因素使内界膜缺损，神经胶质细胞通过内界膜缺损处迁移到视网膜表面，增殖并形成膜。

（二）临床表现和影像学检查

早期常无自觉症状，随病情进展有不同程度的视力下降、视物变形。一般检眼镜下不易发现，用无赤光线较易辨认。用裂隙灯前置镜检查可见视网膜表面有一层透明

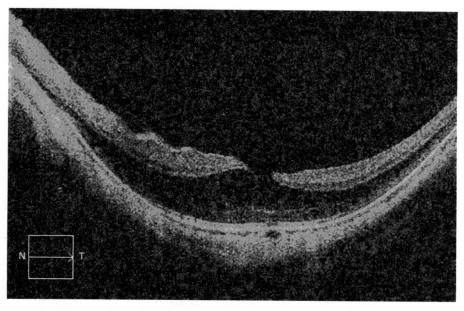

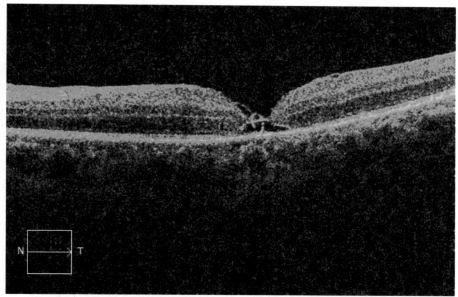

图 1-10　OCT 显示的板层黄斑裂孔和内界膜填塞术后的黄斑裂孔闭合

薄膜。薄膜收缩，内层视网膜可形成放射状或不规则皱褶，视网膜血管被拉向中心。有时薄膜围绕黄斑中央凹生长，类似黄斑裂孔，称为假性黄斑裂孔（图 1-11）。薄膜可增厚而呈灰白色。此外尚可见黄斑水肿。

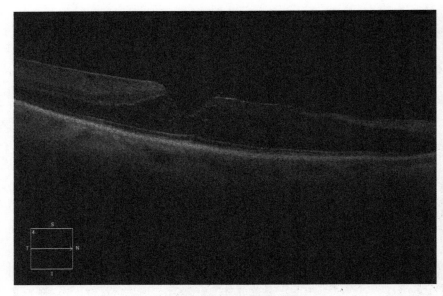

图 1-11　OCT 显示的假性黄斑裂孔

（三）诊断

　　诊断要点如下。①病史：视力下降，视物变形。需询问既往眼部疾病史及手术史。②检查：裂隙灯、检眼镜下散瞳检查。③特殊检查：OCT 检查可见黄斑视网膜前膜及黄斑水肿（图 1-12～图 1-14）。FFA 可以协助诊断，并排除其他视网膜和脉络膜血管异常。

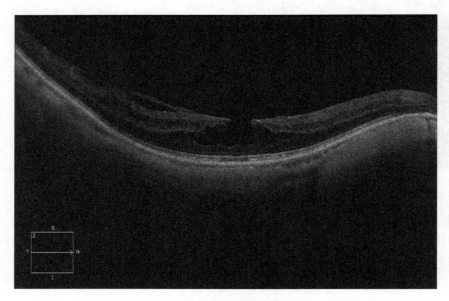

图 1-12　OCT 显示的黄斑视网膜前膜伴黄斑板层裂孔

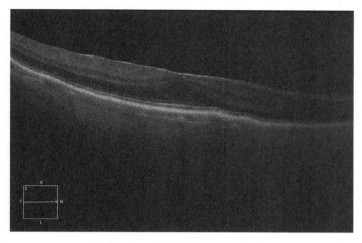

图 1-13　OCT 显示的黄斑视网膜前膜牵拉黄斑造成局部中央凹形态消失

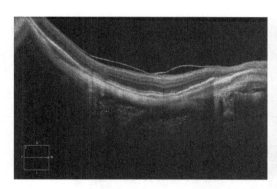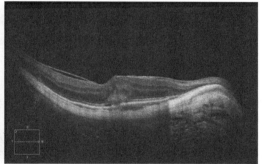

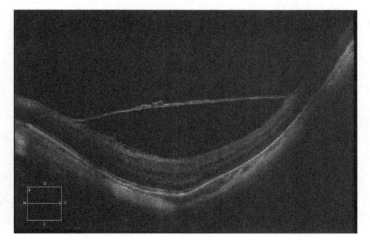

图 1-14　OCT 显示的不同形态的黄斑视网膜前膜

（四）治疗

对于视力正常者，可观察，无须特殊治疗。对于视力明显下降，低于 0.4，伴视物变形，黄斑视网膜前膜诊断明确者可行玻璃体切除联合黄斑视网膜前膜剥除术。

第三节 👁 视网膜血管病

一、视网膜动脉阻塞

视网膜动脉阻塞是眼科致盲急症之一，多发生在老年人，需要紧急处理。诊断和处理是否正确、及时，对视力影响极大。

（一）病因和发病机制

视网膜动脉阻塞主要由动脉硬化、各种栓子、血管壁改变、血液流变性改变等因素导致，也见于各种原因导致的眶内压增高。

（二）临床表现和影像学检查

患者可无明确诱因而突发无痛性视力急剧下降。通常单眼发病。视网膜中央动脉阻塞时，视力可降至眼前手动或颞侧数指；视网膜分支动脉阻塞时，相应区域视野缺损。眼部检查时，若视网膜中央动脉阻塞，可出现瞳孔散大，对光反射迟钝，视网膜苍白水肿，黄斑呈樱桃红点，动脉纤细（图1-15）。2～3周后视网膜水肿消退，视网膜出现脱色素和色素增生。若为视网膜分支动脉阻塞，则该分支动脉供应区视网膜水肿。

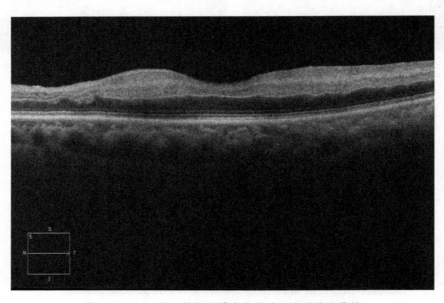

图1-15 OCT显示的视网膜中央动脉阻塞后黄斑萎缩

（三）诊断

诊断要点如下。①典型的临床表现。②FFA检查：视网膜动脉充盈迟缓或始终不充盈，动静脉循环时间延长，动脉管径变细或不规则。③OCT：病变区视网膜内层水肿、增厚，反射信号增强；视网膜外层反射信号减弱。

二、视网膜静脉阻塞

视网膜静脉阻塞分为视网膜中央静脉阻塞及视网膜分支静脉阻塞，是临床最常见的眼底病之一，多见于老年人，也可见于青壮年。

（一）病因及发病机制

视网膜静脉阻塞为多因素疾病，与心血管疾病关系密切。老年患者多同时患高血压、动脉硬化。年轻患者发病与静脉炎症、血液黏滞度增高、血流动力学异常关系较大。

（二）临床表现和影像学检查

视网膜中央静脉阻塞多表现为单眼无痛性视力下降，可缓慢发生或骤然降低；视网膜分支静脉阻塞表现为视野中部分遮挡。

视网膜中央静脉阻塞时眼底检查可发现视网膜中央静脉迂曲扩张，火焰状、片状出血，视网膜水肿，缺血严重的区域可出现棉絮斑，视盘和黄斑可不同程度水肿。视网膜分支静脉阻塞则表现为病变视网膜分支静脉迂曲扩张，多发生在与伴行分支动脉交叉后。黄斑的小分支静脉阻塞也很常见。

（三）诊断

诊断要点如下。①症状：无痛性视力下降，可缓慢发生或骤然降低。视网膜分支静脉阻塞时表现为视野中部分遮挡。陈旧静脉阻塞新生血管引起玻璃体积血时患者感觉眼前有不同程度的活动性暗影遮挡。②眼底检查：裂隙灯检查时要特别注意仔细观察虹膜有无新生血管及周边前房深度。缺血严重时可见虹膜新生血管。需要充分散大瞳孔后进行眼底检查，有解剖性窄房角者先行虹膜周边切除术以预防散瞳引起的青光眼发作。眼底检查可见视网膜静脉迂曲扩张、浅层和（或）深层出血、棉絮斑、硬性渗出、视盘和（或）黄斑水肿。对年轻患者应进行双眼散瞳检查，以排除视网膜静脉周围炎；对发病较久者（多在3个月以上）行眼底检查时可见视网膜出血被不同程度吸收，残留的多为深层出血，阻塞的静脉可变为白色线状，新生血管或各种小血管吻合。对于突发玻璃体积血的患者要仔细检查眼底有无血管白线及视网膜新生血管以明确是否有陈旧静脉阻塞。③FFA：主要目的是了解病变区域缺血程度，以决定是否进行光凝及光凝范围。FFA检查时机：对视网膜分支静脉阻塞者可待出血大部分被吸收后进行；对缺血型或不易判断类型的视网膜中央静脉阻塞者，于发病3个月以上进行（有禁忌证或黄斑小分支静脉阻塞除外）；对病情重者可提早进行，以及时了解缺血程度、进行视网膜光凝、减少新生血管性青光眼的发生。检查时可发现视网膜各分支（或某一分支）静脉迂曲扩张、充盈迟缓，静脉管壁尤其是小分支静脉管壁有荧光素渗漏，缺血型者可见面积不等的无灌注区，黄斑部可见花瓣样强荧光。发病较久者可见强荧光团（视网膜新生血管）。④OCT：评估黄斑病变程度，可见黄斑视网膜内水肿和（或）神经上皮脱离，是评价治疗效果或病情进展的有效指标。视网膜分支动脉阻塞的眼底彩照和FFA造影见图1-16。

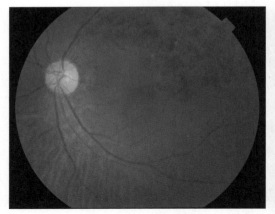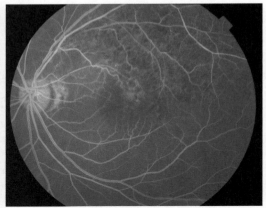

图 1-16　视网膜分支动脉阻塞的眼底彩照和 FFA 造影

三、高血压性视网膜病变

高血压性视网膜病变是指全身性血压升高造成的视网膜血管性病变，见图 1-17。

（一）病因及发病机制

高血压性视网膜病变可分为急性期和慢性期，常用 Keith-Wagener-Barker 分级，共 4 级，其中 1 级和 2 级临床上较常见，3 级和 4 级较少见。

1 级：视网膜动脉变窄。

2 级：视网膜动静脉压迹。

3 级：视网膜出血、棉絮斑、硬性渗出。

4 级：3 级病变加上视神经水肿。

（二）临床表现和影像学检查

1 级和 2 级属于慢性期，3 级和 4 级提示急性视网膜失代偿改变。

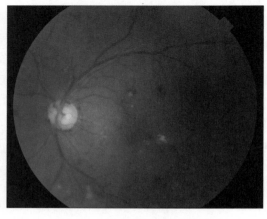

图 1-17　高血压性视网膜改变

（三）诊断和鉴别诊断

眼底出现典型表现时，立刻测量血压，可以确诊。

鉴别诊断：应与糖尿病视网膜病变、视网膜静脉阻塞等视网膜血管病进行鉴别。

四、糖尿病视网膜病变

糖尿病视网膜病变是糖尿病患者常见眼部并发症之一，病变程度与糖尿病发病年限、血糖控制程度有关。

（一）病因和发病机制

糖尿病视网膜病变的发病机制尚不清楚，目前认为是长期高血糖造成视网膜微血管周细胞、内皮细胞及基底膜损伤，即视网膜内屏障被破坏，导致视网膜缺血、缺氧，从而发生一系列继发改变。

（二）临床表现和影像学检查

糖尿病视网膜病变的最常见表现是视力下降、视物模糊，也有患者因玻璃体积血而视野中暗影飘动，严重者可突然视物不见。眼底检查可见视网膜微动脉瘤、出血、棉絮斑、视网膜水肿、硬性渗出、新生血管等改变，还可见玻璃体积血。根据眼底病变程度不同分为非增生性及增生性糖尿病视网膜病变。

（三）糖尿病视网膜病变诊断及分级标准

①轻度非增生性糖尿病视网膜病变（nonproliferative diabetic retinopathy，NPDR）：眼底仅有微动脉瘤。②中度非增生性糖尿病视网膜病变：比仅有微动脉瘤重，但比重度者轻。③重度非增生性糖尿病视网膜病变：符合"421原则"中任何一项，即4个象限每个都有20个以上的视网膜内出血或微动脉瘤；2个以上象限有明确的静脉串珠样改变；1个以上象限有显著的视网膜内微血管异常（intraretinal microvascular abnormality，IRMA）。④增生性糖尿病视网膜病变（proliferative diabetic retinopathy，PDR）：视盘或视网膜新生血管、玻璃体积血、视网膜前出血。

（四）诊断

诊断要点如下。①症状：视力进行性下降或视野中暗影飘动。②眼底检查：裂隙灯检查时特别注意虹膜有无新生血管及周边前房深度。对糖尿病患者均应充分散瞳后进行眼底检查；对有解剖性窄房角表现者先行虹膜周边切除术，之后散瞳进行检查。对暂时无糖尿病视网膜病变的患者，应要求其定期查眼底（可半年一次）。③FFA：对初次就诊、眼底镜检查表现为重度及以上NPDR或病程超过10年、眼底镜检查仅表现为轻中度NPDR者均应进行FFA检查（有禁忌证者除外）。FFA表现为强荧光点、视网膜内微血管异常（IRMA）、遮蔽荧光、无灌注区等。有新生血管者见强荧光片。黄斑水肿者可见黄斑强荧光，甚至花瓣状荧光积存。FFA可准确诊断糖尿病视网膜病变并分期，指导视网膜光凝、随访治疗效果、评价视网膜光凝是否完善，因此全视网膜光凝术后4周应再次行FFA检查。④OCT：主要用于评估黄斑水肿程度及有无黄斑视网膜前膜。黄斑水肿表现为黄斑区视网膜增厚，视网膜内低反射腔隙。黄斑视网膜前

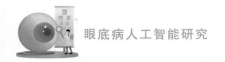

膜表现为内界膜反射条带增强。

第四节　视网膜变性及营养不良

一、视锥细胞营养不良

视锥细胞营养不良是影响视锥细胞系统的遗传性疾病。

(一)临床表现和影像学检查

症状主要包括进行性视力下降、色觉障碍和中央视野缺损。早期眼底表现可以完全正常。随着病情进展，可出现黄斑区色素紊乱或者弥漫性后极部色素团块，晚期黄斑区可出现牛眼征。

(二)鉴别诊断

应与 Stargardt 病、中毒性视网膜病变、先天性黑矇等鉴别。

二、Stargardt 病

患者表现为双侧中心视力丧失，包括色盲和中央暗点，伴有特征性黄斑萎缩和后极部视网膜色素上皮层水平的黄白色斑点。发病最常见于儿童时期，下一个高峰是成年早期。以后发病较少，预后较好。随着病情进展，视网膜功能和结构会缓慢进行性丧失。然而，家族内部和家族之间存在显著的变异性，这表明有其他重要因素影响表型，包括遗传修饰和环境。

尽管目前还没有经过验证的治疗方法，但正在探索 3 种主要的干预途径，即干细胞疗法、基因替代疗法和药理学方法，希望有更好的临床疗效。

影像学检查如下。

越来越多的证据表明，发病与潜在 ABCA 4 基因变异的严重程度有关。检眼镜可以显示正常眼底或轻度视网膜异常（包括中央凹反射丧失或轻度视网膜色素上皮障碍），伴或不伴视力丧失。眼底自发荧光（fundus autofluorescence，FAF）、光谱域光学相干断层扫描（spectral-domain optical coherence tomography，SD-OCT）和电生理学评估（包括模式、全视野和多焦视网膜电图）进行视网膜成像，有利于早期诊断。SD-OCT 显示从中央黄斑开始的正常结构丧失，相对保留周边黄斑。中央自发荧光减少，周围环绕的荧光增加或见牛眼征。多达 1/3 的儿童在眼底镜检查或 FAF 中可能没有视网膜斑点（这些斑点随着时间的推移而发展，与黄斑萎缩的增加有关）。这是疾病无法被早期诊断的一个原因。在早期发病的视力相对保留的儿童中，可能在黄斑中央看到对称的黄白色细点（图 1-18）。

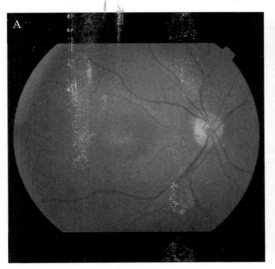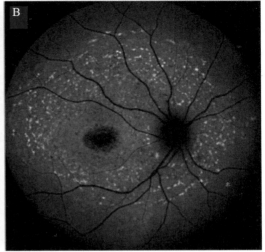

图 1-18　A—Stargardt 病眼底彩照图；B—Stargardt 病眼底自发荧光图

图片来自：Br J Ophthalmol 2017 Jan；101（1）：25-30. doi：10.1136/bjophthalmol-2016-308823. Epub 2016 Aug 4.

三、急性视网膜坏死综合征

急性视网膜坏死综合征（acute retinal necrosis syndrome，ARN）是一种发病凶险、预后较差的后葡萄膜炎。常见于健康成人，可单眼或双眼发病。

（一）病因和发病机制

该病系病毒感染所致，20 岁左右的患者主要为单纯疱疹病毒（herpes simplex virus，HSV）感染，45 岁以上患者多为水痘-带状疱疹病毒（varicella-zoster virus，VZV）感染，另外，巨细胞病毒感染也是常见病因。临床上一般起病比较缓慢，初发时可有畏光、眼痛及视力模糊。急性炎症阶段前节检查可见中度睫状充血、尘埃状或羊脂状角膜后沉着物；部分患者眼压升高，这一特点与单纯急性虹膜炎时眼压降低不同；玻璃体混浊明显。眼底检查可发现中周部视网膜出现黄白色浸润水肿病灶，呈斑块状，散在片状视网膜出血，视网膜血管呈炎性改变，动脉、静脉均可受累，但以动脉炎为主，动脉变细小，分支闭塞。缓解期：炎症逐渐消退，动脉血管闭塞，视网膜、脉络膜萎缩。坏死区常形成多发性视网膜裂孔，引起视网膜脱离、眼球萎缩。

（二）影像学和实验室检查

B 超显示重度玻璃体混浊。FFA 显示视网膜血管节段状管壁着色，不同程度血管闭塞，动脉为主，另有遮蔽荧光、无灌注区等改变。实验室血清 HSV 或 VZV 抗体测定、玻璃体及视网膜组织活检等，有助于病因诊断。

第五节 👁 先天性和小儿视网膜病

一、早产儿视网膜病变

（一）早产儿视网膜病变的国际分期和分类

1. 早产儿视网膜病变（retinopathy of prematurity，ROP）国际分期和分类（ICROP）

（1）依视网膜受累的范围。

Ⅰ区：以视盘为中心，以视盘至黄斑中央凹距离的 2 倍为半径的圆内区域。Ⅱ区：以视盘为中心，以视盘至鼻侧锯齿缘为半径，Ⅰ区以外的圆内区域。Ⅲ区：Ⅱ区以外的颞侧月牙形区域，外界是颞侧锯齿缘。

（2）依钟点计算受累的范围。

右眼鼻侧 3 点位相当于左眼鼻侧 9 点位，余此类推。

如病变由 12 点位扩展至 1 点位，扩展范围为 30°。

（3）在颞侧周边视网膜血管化与非血管化分界处，依视网膜病变的严重程度分期。

（4）有或无后极部视网膜血管扩张和迂曲（plus 病变）。

2. 新修订的 ICROP

新修订的 ICROP 在原 ICROP 基础上做了一些改进：①增加一个更严重的视网膜病变，见于最低体重出生儿，称为进展性后极部 ROP（AP-ROP）；②增加介于后极部正常血管表现和明显的 plus 病变之间的一种中间型血管扩张和迂曲，称为"前 plus 病变"；③明确Ⅰ区的范围，病变位置愈后，范围愈大，病情愈重。

（1）依视网膜受累的范围。

同原 ICROP。

（2）依钟点计算受累的范围。

同原 ICROP。

（3）病变范围共分 5 期。

1 期：分界线。

2 期：嵴。分界线变宽、变高，呈白色或粉红色的嵴样隆起。其后缘可有血管进入。在嵴后视网膜表面可有小而孤立成簇的新生血管，呈爆米花样。

3 期：视网膜外纤维血管增生，或新生血管由嵴扩展进入玻璃体。

4 期：部分视网膜脱离，未累及中央凹为 4A；累及中央凹为 4B。

5 期：全视网膜脱离。

（4）附加病（plus 病变）。

plus 病变指后极部视网膜血管扩张和迂曲。以 ROP 分期号后添加"＋"记录。例如：2 期 ROP 合并 plus 病变，记为"ROP2 期＋"。

（5）前 plus 病变。

指后极部视网膜血管尚未达到 plus 病变程度，但已有较异常的血管扩张和迂曲。随病情进展有可能达到 plus 病变程度，称为"前 plus 病变"。

（6）进展性后极部 ROP（AP-ROP）。

AP-ROP 不常见，为进展很快的严重型 ROP，如不治疗，将进展为 5 期。特征为病变部位靠后，有显著的 plus 病变，可伴有适度的增生性视网膜病变。

AP-ROP 最常见于 I 区，也可见于 II 区的后部。早期后极部 4 个象限内血管扩张、迂曲，病情进展很快。视网膜血管可发生动静脉短路，使小动脉与小静脉不易区分。

AP-ROP 的病情不依常规进展，1 期可向 2 期、3 期进展。病变范围可呈圆形扩展，在有血管区和无血管区均可有出血。

（7）ROP 退行性改变。

多数 ROP 可自然退行。由血管增生型向纤维化型转化。急性 ROP 首先表现为静止型，视网膜病变不再向严重化发展。病变范围可由 I 区减退至 II 区或由 II 区减退至 III 区。

大部分 ROP 退行性改变发生在分界线部位。嵴的颜色由橙色变为白色，周边视网膜血管变少，颞侧血管弓走行变直。视网膜有色素性改变，还可出现视网膜裂孔，甚至发生孔源性或牵拉性视网膜脱离。

（二）ROP 的治疗

对于伴发的眼底新生血管，治疗上采用玻璃体内注射抗 VEGF 药物。根据 ROP 情况，决定是否进行视网膜光凝。

（三）视网膜光凝治疗时机（最新国际指南）

（1）I 区的任何期＋。

（2）II 区的 3 期＋，或无 plus 病变。

（3）III 区的 3 期＋。

二、家族性渗出性玻璃体视网膜病变

（一）病因和发病机制

家族性渗出性玻璃体视网膜病变（familial exudative vitreoretinopathy，FEVR）是一种遗传性视网膜血管发育异常性疾病。目前已鉴定的与 FEVR 相关的基因有 6 种，包括常染色体显性或隐性遗传基因 FZD4、TSPAN12，X 连锁隐性遗传基因 NDP，常染色体显性遗传基因 ZNF408，常染色体隐性遗传或散在遗传基因 LRP5，以及近来发现的基因 KIF11。

（二）临床表现和影像学检查

FEVR 为慢性进行性疾病，可发生于任何年龄阶段，在婴幼儿期病情发展迅速，成年患者病情相对稳定。其临床表现多样，轻者通常无症状，重者可因视网膜脱离而严重影响视功能，预后差。本病典型临床表现为：周边视网膜毛细血管无灌注，无血管区与血管化的视网膜交界处有新生血管生长，纤维血管组织收缩进而牵拉视网膜形成视网膜皱襞，可至晶状体赤道。随着病情进展，出现视网膜内或视网膜下脂质渗出、血管性视网膜前膜、视网膜镰状皱襞、黄斑异位、牵拉性或渗出性视网膜脱离甚至孔源性视网膜脱离。严重病例可有白内障、角膜带状变性、新生血管性青光眼、眼球萎缩等眼部并发症。

FEVR 早期行 FFA 检查时，主要表现为视网膜周边血管异常，周边无血管区形成，血管分支增多，分布密集，周边血管在赤道附近突然终止，末梢膨大，出现视网膜周边血管的异常吻合、血管分支间角度变小等。病变严重时由于视网膜周边无血管交界处新生血管形成，视网膜内异常渗出，FFA 检查可见病变处荧光素渗漏。

（三）诊断

FEVR 为遗传性疾病，阳性家族史有助于本病的诊断，然而，有研究发现，55% 患者并无明确家族史。由于本病临床表现多样，外显率不完全，因而同一突变家系中，不同成员间临床表现可有很大差异，若怀疑患有 FEVR，应对其直系家属进行详细的眼底检查，以期早期发现无症状者。本病多数为双眼受累，且双眼表现往往具有不对称性，可能一侧眼处于疾病初期或不发病，而对侧眼已发生全视网膜脱离甚至有严重并发症。一般通过病变较轻的患眼做出诊断，晚期病变较重的患眼表现常与许多视网膜疾病相似，不具有特征性。

（四）鉴别诊断

（1）早产儿视网膜病变（ROP）：患儿有早产史、出生低体重史和不规则吸氧史，FFA 检查可见动静脉短路处血管嵴，病情多无进展和复发。

（2）Coats 病：多为散发，有 90% 患者为单眼发病，且多为年轻男性，该病累及动静脉血管，FFA 检查可见血管迂曲扩张，有囊样、梭形或串珠状的血管瘤形成。

（3）永存胎儿血管（persistent fetal vasculature，PFV）也称永存原始玻璃体增生症（persistent hyperplastic primary vitreous，PHPV）。为原始玻璃体未退化所致的先天性疾病，多单眼发病，散发，患眼较对侧小，前部型 PFV 常合并白内障、青光眼，围绕晶状体可见被拉长的睫状突。

（4）色素失调症（incontinentia pigmenti，IP）为 X 连锁显性遗传病，多见于女性，眼部病变与 FEVR 相似，其特征表现为皮肤改变，还可伴有牙齿和指甲畸形、神经系统异常等。

三、Coats 病

外层渗出性视网膜病变又名 Coats 病，具有发病早、黄斑病变重、进展快、视力预后差等特点。本病最早由 George Coats 在 1908 年提出。

（一）病因和发病机制

病因未明确的视网膜毛细血管异常扩张，伴有广泛的视网膜下液体渗出。

（二）临床表现

典型 Coats 病具有的临床表现如下。

（1）眼底有大量白色或黄白色渗出。

（2）眼底有成簇的胆固醇结晶沉着或出血。

（3）视网膜血管异常，呈梭形、球形扩张或呈花圈状扭曲。

（4）有些病例最后发生视网膜脱离、继发性白内障、虹膜睫状体炎、继发性青光眼。

（5）本病好发于婴幼儿或青少年，男性多见，12 岁以下占 97.2%。通常侵犯单眼，80% 以上为单眼病，左右眼无差异。偶尔有双眼发病者。患者常因视力低下、斜视、白瞳症而就诊。

（三）影像学检查

（1）FFA：患儿年幼，常不合作，病变多位于周边视网膜，年龄稍大后病情发展，或有渗出性视网膜脱离，或有玻璃体积血致眼底不够清晰，影响造影质量。常出现视网膜小血管、毛细血管扩张迂曲及异常血管形态，粟粒状动脉瘤、大动脉瘤及微血管瘤，大片毛细血管无灌注。造影过程中，异常血管早期荧光素渗漏明显，晚期荧光融合。视网膜出血则会遮挡荧光。大片渗出沉积于外丛状层，对视网膜荧光影响不大。

（2）ICGA：所见脉络膜血管基本正常。

（3）OCT：在病情发展中对黄斑水肿程度、浆液性色素上皮层脱落等观察起到了一定作用，频域 OCT 可以更清楚地观察 Coats 患者视网膜每一层的结构变化。用来鉴别视网膜母细胞瘤及观察治疗过程中视网膜下积液吸收的情况。

（4）B 超检查：可显示视网膜脱离形态，大量视网膜下胆固醇结晶体在 B 超检查中为视网膜下密集的点状高回声。

（四）诊断

根据患者年龄、单眼发病、原因不明的血管迂曲扩张、囊样扩张或串珠状改变伴广泛渗出，FFA 显示异常血管处荧光素明显渗漏，不难诊断。但不典型病例需要同白瞳症及其他会表现为视网膜扩张的血管性疾病相鉴别。

（五）鉴别诊断

（1）早产儿视网膜病变（ROP）：有早产史和出生低体重史，多为双眼患病，当出现白瞳症时，已发生牵拉性视网膜脱离。

（2）糖尿病视网膜病变：患者年龄较大，有糖尿病史，多为双眼患病，静脉血管迂曲扩张，视盘和视网膜前新生血管膜，甚至发生牵拉性视网膜脱离。

（3）Coats 病：发病年龄较小，单眼发病。常有成簇的微血管瘤和较大一些的粟粒状动脉瘤，以及迂曲扩张的毛细血管（周围绕以硬性渗出环）。

（4）转移性眼内炎：常继发于全身急性感染性疾病，特别是肺部感染。眼前节常有不同程度的炎症表现，如角膜后沉着物、前房闪辉等葡萄膜炎体征。

（5）家族性渗出性玻璃体视网膜病变：本病也可能出现大片黄白色视网膜渗出和

渗出性视网膜脱离，但本病一般有家族史，双眼发病，早期视网膜无血管区，血管异常位于周边视网膜，以颞侧最明显。

（6）视网膜血管炎：本病多双眼发病，较少出现视网膜内黄色渗出，表现为周边视网膜广泛的血管鞘样改变、缺血和新生血管，容易反复玻璃体积血。

（7）视网膜血管瘤：也可引起黄白色视网膜渗出，但一般比较局限，可见到扩张的 2～3 支滋养血管。

（8）视网膜母细胞瘤：具有常见的白瞳症，较易与 Coats 病混淆。视网膜母细胞瘤玻璃体内常见灰白色片状、块状混浊，眼底可见视网膜灰白色实性隆起，有卫星样结节，瘤体隆起处血管扩张，有时继发青光眼。

（9）急性视网膜坏死：眼底有大量黄色渗出，类似 Coats 病，但本病起病急，有多个大血管炎，晚期血管变细成闭塞性白线状，明显的玻璃体炎和葡萄膜炎，渗出往往伴有视网膜内出血和边界清晰的白色视网膜坏死病灶。坏死病灶多数从周边向中央发展，逐渐相连呈环形。这些改变都与 Coats 病有很大差别。

（10）其他：还需要与先天性白内障、视网膜分支静脉阻塞、睫状体平坦部炎、色素失调症、弓蛔虫病、永存原始玻璃体增生症、Norrie 病、特发性黄斑旁毛细血管扩张症和放射性视网膜病变相鉴别。

四、脉络膜缺损

脉络膜缺损主要是指胚胎发育过程中，胚裂未能完全闭合引起的眼部结构发育异常。

（一）病因和发病机制

脉络膜缺损属于先天性发育异常，胚裂未能完全闭合，造成脉络膜和视网膜缺损，透见白色巩膜。

（二）临床表现

眼底表现为后极部脉络膜和视网膜缺如，透见白色巩膜，缺损范围与先天闭合不全范围有关，缺损边界清晰，可见脉络膜的黑色边界。

第六节 孔源性视网膜脱离

孔源性视网膜脱离是裂孔发生导致的视网膜神经上皮层与色素上皮层分离，多见于中年人或老年人，可双眼先后发病，多数患者有近视性屈光不正。

（一）病因和发病机制

病因为玻璃体液化、牵引和视网膜变性、裂孔，二者缺一不可。玻璃体腔液体通过视网膜裂孔进入视网膜下，导致视网膜神经上皮层与色素上皮层分离，造成感光细胞的营养供给障碍，发生不可逆的视功能损害。视网膜变性，如格子样变性、囊样变性是孔源性视网膜脱离的高危因素。另外还与年龄、遗传、近视及外伤等有关。

（二）临床表现和影像学检查

多数患者在短时间内出现眼前漂浮物增多、无痛性视野暗影，并随视网膜脱离发展而逐渐加剧。检眼镜可见视网膜裂孔和呈灰色隆起的视网膜。病史久者形成固定皱褶，视网膜脱离呈漏斗状。视网膜裂孔呈红色，圆形或马蹄形，有的位于锯齿缘，呈裂隙样。可伴有视网膜变性、玻璃体混浊和色素播散。孔源性视网膜脱离见图1-19。

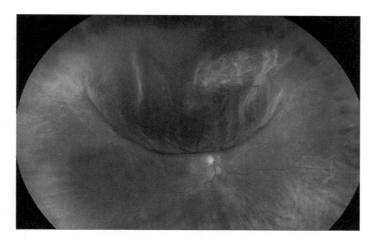

图 1-19 孔源性视网膜脱离

（三）诊断和鉴别诊断

诊断要点如下。①病史：无痛性视力下降，视野进行性缩小。还应询问近视性屈光不正和外伤史。②检查：双眼散瞳后进行眼底镜检查、三面镜检查。必要时间接镜下巩膜外顶压以查找视网膜裂孔。③特殊检查：B超检查可确诊。视觉诱发电位（visual evoked potential，VEP）和视网膜电图（electroretinogram，ERG）检查可用于评估视网膜功能。

鉴别诊断：应与渗出性视网膜脱离和牵拉性视网膜脱离鉴别。

第二章 眼底病人工智能概况

眼科疾病尤其是眼底病的诊断以影像学表现为主，眼部图像精细复杂，医生需要结合丰富的理论知识与临床经验做出诊断。而人工智能（artificial intelligence，AI）在图像识别、自动诊断、大数据分析等方面优势显著，可用于诊断眼底病，创新医疗服务模式，能极大程度地减轻医生压力，有助于大规模人口疾病筛查，解决医疗资源供需失衡的问题。

第一节 人工智能

一、人工智能

人工智能作为计算机学科的一个重要分支，主要通过计算机模拟实现与人的智能相似的算法。人工智能早在 20 世纪 50 年代便被提出，并被认为是人类历史上的第四次工业革命。而医疗系统的人工智能最早可以追溯到 1970 年，其主要涵盖了机器学习（machine learning，ML）和深度学习（deep learning，DL）两大部分。

二、机器学习

机器学习是人工智能极为重要的组成部分。1959 年 Arthur Samuel 将机器学习定义为"计算机可以在没有明确指令的条件下进行自我学习"，这句话强调了机器学习与以往计算机程序的不同在于人工智能可以在大数据的情况下进行自我优化。机器学习的基本方法是通过开发从数据中提取通用原则的算法数学模型，将拥有数百万张带注释图片的数据库用于训练，分析总结规律，对新的数据进行预测。但事实表明，医学领域尤其是疾病的病理可变性十分广泛且复杂，根本无法手动编码一套包含所有相关临床信息的规则。

三、深度学习

深度学习作为一类先进的机器学习技术，近几年来引起了研究者极大兴趣。与传统的机器学习相比，深度学习无须人工特征工程即可处理输入数据，能够自动识别大量数据中的复杂结构，通过算法直接从样本中学习，取代了手动编码。经典方法是从经验数据中提炼出一组生物标记或特征，然后分类器根据已知标签特征的训练集，学习从新的特征中识别正确的标签。

需要指出的是，传统的机器学习算法在基于 Haar 的人脸及物体检测、指纹识别等领域已基本实现商业化的应用或达到特定场景的商业化水平，但再进一步却异常艰难，直到深度学习算法的出现。其实早年间不少想法已被提出，但由于当时训练数据量不足、计算能力落后，最终的效果不尽如人意。进入 21 世纪后，互联网行业飞速发展，形成了海量数据，同时数据存储的成本也快速下降，使得海量数据的存储和分析成为可能。2006 年是深度学习发展史的重要一年，杰弗里·辛顿在这一年发表了《一种深度置信网络的快速学习算法》，其他重要的深度学习学术文章也在这一年被发表，在基本理论层面研究者们取得了若干重大突破。近年来，随着硬件、算法、云服务和大数据的大力发展，人工智能得以广泛应用。

四、卷积神经网络

作为一类具有识别和分类能力的深度人工神经网络，卷积神经网络（convolutional neural networks，CNN）是最流行的深度学习模型，用于包括医学成像在内的计算机视觉任务。其他深度学习算法包括 CNN 的集成、迁移学习、CNN 与传统机器学习的结合、完全卷积神经网络和自动编码器。CNN 是一种可用于视觉处理的前反馈神经网络结构体系，主体结构由多组单位构成，简单地说，是一种高效的运算网络。其编码结构类似于视觉皮质神经元之间的连接模式。这种网络同样成层分布，但类型特殊。它应用一种被称为卷积的数学滤波操作，使单个神经元仅接受子域的处理数据，并模拟其对视觉刺激的反应。这些滤波器充当特殊的特征检测器，当输入图像经过网络的连续卷积层处理时，该过程中的滤波器被叠加在一起，从而逐步创建更具描述性和复杂性的特征检测器。同时，它可模拟大脑层级学习方法，通过局部感受野、权值共享、稀疏连接等方法实现图像位置平移、比例缩放等，避免了复杂的前期预处理过程，可对直接输入的原始图像进行特征学习和识别，所以在模式识别领域取得了显著成绩。

近年来，人工智能在医学领域的应用范围不断扩大，已成为医疗行业关注的焦点，尤其是在图像及数据相对集中的领域更为明显，眼底病便属于这一领域。

第二节 人工智能和眼底病

人工智能中的深度学习让搜集大数据成为可能，机器训练需要足够多的样本，如棋步算法、无人驾驶、人脸识别、网页搜索等高级应用中用到的深度学习及其对应的各种神经网络等都与大数据有关。眼科学对影像学检查依赖性强，影像资源丰富，如眼底照相、OCT、裂隙灯显微镜照相、FFA、眼超声及各种角膜、眼表、睑板腺成像等数据量呈指数级增长。大量的影像学资料为机器学习和深度学习提供了海量的图像数据源（主要包括多模态眼科图像和可以量化的临床指标），这些资源有助于人工智能辅助眼科疾病自动筛查和诊断系统的研发，为人工智能在眼科的应用提供很好的基础。

自 2016 年首批运用 DL 筛查糖尿病视网膜病变的论文发表以来，AI 特别是 DL 在眼科领域的研究呈现出爆发式增长。研究病种从最初集中于糖尿病视网膜病变（diabetic retinopathy，DR）、年龄相关性黄斑变性（AMD）、青光眼，逐渐向早产儿视网膜病变（ROP）、白内障、角膜病等其他疾病扩展。AI 在眼科诊疗中的临床应用涵盖了眼部病变或特征的自动检测和定量、眼科疾病的自动筛查、基于 AI 的诊断分级以及视网膜治疗和预后疾病模型中的临床决策支持等疾病诊疗流程中的各个环节，研究也从模型算法到临床验证再到经济价值评估，内容层层深化。

不难看出，眼底病在 AI 的临床研究和应用中具有优秀的基础，首先，青光眼、糖尿病视网膜病变和年龄相关性黄斑变性等眼底改变较为常见。其次，眼底图像的广泛采集使大量数据得到积累，因此现阶段具有数目庞大的相关研究，在眼科甚至整个医学 AI 领域占据举足轻重的地位。

第三节　数据和算法

人工智能中机器学习、数据挖掘两大技术核心在眼底病研究过程中相互助益，促进彼此在技术和应用上实现优化和升级，二者在技术范畴上有所交叉，集中体现在数据和算法等方面。

一、数据和数据集

在医疗行业，相关的大数据是多元化的，包括临床数据、基因数据和大健康数据。从数据存储的角度看，有结构化的数据，如化验单、处方等常量指标数据；有半结构化的数据，如住院小结、出院小结、入院首页等文字性描述的数据；还有无结构化的数据，如医疗影像数据；此外还包括记忆测序的组学数据及时间序列数据，如血压、心率、脉搏等各种流数据。总之，需要分析的医疗数据是多模态多样化的。随着电子病历的普及，高分辨率的影像图像、视频等无结构化的数据的数量呈指数级增长，整个医疗行业的数据量相当庞大。

在眼科，与其他眼部图像（如血管造影照片）不同，眼底图像可以以非侵入性且具有成本效益的方式获取，更适合大规模筛查。在眼底图像中存在许多重要的生物标志物，如视盘（optic disc，OD）、视杯（optic cup，OC）、黄斑、中央凹、血管，以及一些与 DR 相关的病变，如微动脉瘤（microaneurysm，MA）、出血（hemorrhage，HM）、硬性渗出（hard exudate，HE）和软性渗出（soft exudate，SE）。眼底图像可用于诊断多种眼科疾病，包括青光眼、糖尿病视网膜病变（DR）、年龄相关性黄斑变性（AMD）、白内障、早产儿视网膜病变（ROP）和糖尿病性黄斑水肿（diabetic macular edema，DME）。OCT 图像也广泛用于黄斑皱缩、玻璃体黄斑牵引、黄斑裂孔等各类疾病的检查，它还是诊断糖尿病性黄斑水肿的新标准，同时技术的进步使 OCT 能够生成用于评估视网膜脉管系统的血管造影照片（OCT-A）。

AI 研究离不开大数据，国内外学者们建立了各种眼底图像数据集，现有的深度学习模型中常用的眼底图像数据集（如 MESSIDOR、DRIVE、STARE、EyePACS、RIGA 等）可见表 2-1。

表 2-1　常用的眼底图像数据集

数据集名称	图片数量	相机
CHASE	28 张图片	
DRIVE	40 张图片，33 张正常和 7 张轻度 DR	佳能 CR5 免散瞳 3CCD 相机，FOV 45°
STARE	400 张图片，40 张图片上血管标注 DR	TRV50 眼底照相机，FOV 35°
DIARETDB1	88 张图片，84 张 DR 和 4 张正常	眼底照相机，FOV 50°
DIARETDB0	130 张图片，20 张正常和 110 张 DR	
Kaggle/EyePACS	35 126 张图片	
e-optha	47 张有渗出液，35 张没有；233 张正常和 148 张 MA	
MESSIDOR	1 200 张图片	具有 45° FOV 的彩色视频 3CCD 摄像机
ACHIKO-K	258 张手动标注图片，114 张青光眼，144 张正常	
DRIONS-DB	110 张图片，23.1% 的慢性青光眼和 76.9% 的高眼压	
DRISHTI-GS	101 张图片	具有 30°FOV 的眼底照相机
SEED	235 张图片，43 张青光眼，192 张正常	
ORIGA	650 张视网膜图片	
RIGA	760 张视网膜眼底图片	
REFUGE	1 200 张带标注图片	
RIM-ONE	783 张图片	Nidek AFC-210 Can EOS 5D Mark II
AREDS	大约 206 500 张图片	
KORA	2 840 名患者的图片	

其中第一列分组为：血管分割（CHASE、DRIVE、STARE、DIARETDB1、DIARETDB0、Kaggle/EyePACS、e-optha、MESSIDOR）；青光眼（ACHIKO-K、DRIONS-DB、DRISHTI-GS、SEED、ORIGA、RIGA、REFUGE、RIM-ONE）；AMD（AREDS、KORA）

二、算法

（一）深度学习架构

近年来，数据驱动的深度学习已广泛应用于基于眼底图像的眼科疾病诊断。与以使用手动设计为特征的传统方法相比，深度学习模型可以通过端到端的方式自动优化特征来获得更好的性能。卷积神经网络（CNN）是最流行的深度学习模型，用于包括医学成像在内的计算机视觉任务。在系统中实现的其他深度学习算法包括 CNN 的集成、迁移学习、CNN与传统机器学习的结合、完全卷积神经网络和自动编码器。

1. 卷积神经网络（CNN）

CNN模型通常由四种类型的层组成：卷积层、激活层、池化层和全连接层。激活函数为模型提供非线性并复制神经元的放电。反向传播是调整权重并使模型学习的算法。批量归一化和dropout是实现更快收敛和避免过拟合的常用方法。典型CNN中各个层的作用是：①卷积层。使用给定的内核大小和步长执行卷积以生成特征图。②激活层。在卷积层的输出上应用ReLU等激活函数。③池化层。池化，用于减小特征尺寸。通常，池化后卷积层的内核数是前一层的2倍，用以保留信息。④全连接层。与前馈神经网络相同，用作分类的最后一层。

2. 全卷积网络

从名称中可以看出，全卷积网络由局部连接的卷积层组成，如下采样（卷积）、上采样（反卷积）和池化。可以理解为没有全连接层的CNN，用于图像分割等任务。没有全连接层会导致计算更快和参数数量减少。通常，这些由卷积层组成的下采样路径和由反卷积层组成的上采样路径可以跳过多个层的连接，并以不同的分辨率跨层传输信息以更好地学习。

3. 自动编码器

这是一种无监督的神经网络，用于有效地压缩和编码数据，然后从减少的编码中重建数据。它由一个降低维度的编码器、一个具有最低输入数据维度的瓶颈、一个学习从编码和重建损失中重建数据的解码器组成，该损失用于衡量解码器输出的性能。使用反向传播训练网络以最小化重建损失，以使重建数据尽可能与原始数据相似。

（二）训练方法

神经网络的训练通常通过初始化随机权重并使用随机梯度下降和反向传播来进行。以下是使用眼底图像训练眼科疾病诊断的相关文献中使用的一些神经网络技术。

1. 监督学习和无监督学习

在监督学习中，CNN提供训练数据和输出标签，神经网络尝试在可用基本事实的监督下使用指定的学习方法学习标签，解决分类问题。无监督学习用于模式识别，也有输入层、隐藏层和输出层。这些层可以是部分或全连接的，也可以有一个终止的全连接分类层。无监督网络获取输入图像并对其进行压缩，其原理是在输入图像的压缩版本上重建输入图像。此外，半监督学习利用大量图像级标注的图像做半监督的分割，利用少量像素级标注的图像做半监督的分类。伪mask帮助微调分类网络，分类网络又会帮助微调生成器，把分割和分类问题放到一个端到端的网络里互相监督、互相提高。

2. 迁移学习

深度学习算法通常需要大型数据集才能进行有效训练。眼科疾病诊断中可用的数据集通常很小，可能导致模型过拟合。迁移学习通过拟合大型数据集（通常属于不同领域）来初始化权重，从而提供了一种解决方案。然后在目标数据集上微调模型的某些或所有层的权重。

3. 集成学习

这涉及独立训练的多个深度学习模型，针对给定数据样本轮询它们的结果以获得对其的预测。多数投票所涉及的选择最频繁的结果作为最终预测是常用的方法。它基于这样一个假设，即独立训练的模型的错误不太可能重合。

（三）任务类别

大多数深度学习在眼底图像中的应用可以粗略地分为分类、分割和合成任务。眼科疾病的诊断和分级是分类任务的两个例子，VGGNet、Inception、ResNet 和 DenseNet 是使用最广泛的分类骨架网络。在分割任务方面，识别病变和生物标志物在眼科疾病诊断中具有重要意义。除了用于分类的网络，其他广泛用于眼底图像分割的网络包括 FCN、SegNet、U-Net、MaskRCNN 和 DeeplabV3＋。最后，在眼底图像合成领域，生成对抗网络（generative adversarial network，GAN）是主导架构。

（四）性能指标

如果一个算法的预测和真实情况非常接近，则该算法被认为是有效的。这种接近度只能通过使用一些定量措施来测试，而这些量化指标也有助于评估和比较不同算法的能力。复杂的性能指标源自基本性能指标（真阳性、假阳性、真阴性和假阴性）。视网膜图像分析的性能指标见表 2-2。

表 2-2　视网膜图像分析的性能指标

性能指标	描述
敏感性（SEN）	分类真阳性与基本事实中实际真阳性的比率，也称为真阳性率（TPR）
特异性（SPE）	分类真阴性与基本事实中实际真阴性的比率，也称为假阳性率（FPR）
受试者操作特征曲线（ROC）	在不同的阈值级别将 TPR 映射到 FPR 或在二维平面中将 SEN 映射到 SPE
曲线下面积（AUC）	达到最优时 ROC 曲线覆盖的区域

第四节　人工智能在眼底病中的应用实例

一、糖尿病视网膜病变

（一）病变标志及分级

糖尿病视网膜病变（DR）是中老年人视力受损的主要原因，早期筛查发现和转诊是实践中广泛采用的失明预防策略。即使在 DR 的早期阶段，毛细血管也开始衰退，这会导致微血管结构异常，形成微动脉瘤，其在视网膜上表现为小红点。这些脆弱的毛细血管可能会破裂出血，表现为较大的深红色区域。此外，DR 使毛细血管更具渗透性，从而导致硬性渗出。带有软边缘的苍白区域提示软性渗出。在更严重的情况下，扩张出现在视网膜微血管结构中。新的脆弱的小血管开始生长，以响应来自缺乏营养的组织的信号，整个过程即为新生血管形成。通常根据国际临床糖尿病视网膜病变严重程度量表（ICDRD），分为健康、轻度 DR、中度 DR、重度 DR 和增生性 DR，数据集也常被标注为这五个等级。

（二）糖尿病视网膜病变检测分级

机器学习算法和卷积神经网络主要应用于基于以上病变的图像数据，以进行糖尿病视网膜病变检测分级和病变分割的任务。大多数传统的机器学习算法属于监督学习，这是因为输出的是明确的分类变量，例如病变的类型或 DR 的阶段。这些方法包括决策树、支持向量机（support vector machine，SVM）、人工神经网络（artificial neural network，ANN）、贝叶斯分类器等。在早期的 DR 筛查中，区分 DR 与正常视网膜的主要原则是检测到的 DR 相关病变。

2016 年，Gulshan 等使用 128 175 张眼底图片（包括 EyePACS-1 和 MESSIDOR-2 数据集）作为训练数据库，训练 AI 算法以自动检测 DR 和黄斑水肿，并分别验证高特异性和高敏感性识别模式，获得了出色的成果。随后，另一项研究则通过使用数据增强技术来转换图像，这增加了图像的可变性并使病变更加明显。另有研究使用来自社区和诊所的多民族糖尿病患者的 494 661 张视网膜图像训练了一个适应 VGGNet 架构的 CNN 模型，用于筛查 DR 和相关的眼科疾病，表明不同的相机、种族，甚至患有其他疾病都不会影响筛选模型的性能。2018 年，一项名为 IDx-DR 的系统以 87.2% 的敏感性和 90.7% 的特异性，获得了美国食品药品监督管理局（Food and Drug Administration，FDA）授权，用以检测轻度 DR 和糖尿病性黄斑水肿。而我国学者也开发了一种基于 Inception-V3 DL 算法的 AI 算法，用于检测威胁视力的 DR（包括增生前 DR 和黄斑水肿）。经过 58 790 张图片训练后，该模型在 8 000 张图片的内部测试集中获得了 97.0% 的敏感性和 91.4% 的特异性，表明 CNN 可以在大规模 DR 筛选程序中高精度使用。除了这些主要的深度学习研究之外，还出现了一些针对不同种族、不同图像分辨率、样本大小和设备等的研究。

（三）糖尿病视网膜病变图像分割

1. 微动脉瘤

微动脉瘤（MA）是 DR 最早的临床体征，因此引起了更多的研究关注。影响微动脉瘤分割的障碍包括存在颜色相似、对比度极低的病变，以及图像亮度、清晰度和背景纹理的变化。两阶段多尺度体系结构和临床报告指导是微动脉瘤检测的成功策略。

2. 出血

出血（HM）是 DR 的可见病理征象之一，出血的准确检测/分割对于 DR 诊断很重要。在病变检测/分割任务中，基于填充的方法非常流行，因为数据集中的图像数量有限并且需要降低计算成本。基于填充的方法可以仅用几十张图片生成数万个补丁，这有助于提高性能并解决过拟合问题。然而，出血以及其他病变通常尺寸相对较小，其像素仅占整个图像的一小部分。这会导致不平衡问题，只有少数补丁包含病变，而大量补丁对病变检测/分割任务贡献不大。出血检测/分割的改进主要有两个方向：对粗标注数据集进行分割和选择性采样。

3. 渗出

硬性渗出（HE）和软性渗出（SE）通常是诊断 DR 的基础。因此，准确检测硬性渗出和软性渗出对于及时治疗至关重要。与其他病变检测/分割任务一样，存在几个挑战，包括低对比度、不同的大小和与其他病变的相似性。值得注意的是，糖尿病性黄斑水肿（DME）是 DR 最常见的并发症，可能导致严重的视力丧失。完成此任务的两种方法分别使用了两阶段架构和多尺度，均检测到渗出，可作为 DME 诊断任务的标志。而主流的渗出检测方法大部分为具有循环霍夫变换和损失函数修正的 CNN。

（四）基于其他图像的 DR 检测

超广角眼底成像是一种更新更先进的技术，能够显示更广泛的视网膜区域以检查中央凹之外的周边区域。反过来，这可以更好地对糖尿病视网膜病变进行分期。由于超广角眼底图像的大数据集尚未提供，目前主要通过迁移学习利用窄视野眼底大数据集来提高超广角眼底图像的分级能力。AI 辅助的 OCT 也可用于自动识别糖尿病引起的视网膜内液和黄斑水肿。

（五）临床应用软件

迄今为止，许多人工智能产品已经以软件的形式启动了临床商业测试，此类产品通常被称为自动 DR 图像识别系统。目前已经投入使用的知名产品有葡萄牙的 Retmarker、英国的 iGradingM 和美国的 EyeArt。而人工智能在眼科应用中的里程碑，则是前面提到的 IDx-DR，这是首个面向基层医疗机构的基于 CNN DL 的商用自主 DR 筛查 AI 产品，用于筛查需要转诊的 DR 患者。2020 年 8 月 10 日，中国国家药品监督管理局发布首次获批的三类国产医疗器械——深圳硅基智能科技有限公司生产的创新产品《糖尿病视网膜病变眼底图像辅助诊断软件》以及上海鹰瞳医疗科技有限公司生产的创新产品《糖尿病视网膜病变眼底图像辅助诊断软件》。2021 年 6 月 8 日，北京致远慧图科技有限公司的《糖尿病视网膜病变眼底图像辅助诊断软件》也获批上市。通过获取眼底照相机拍摄的患者眼底彩色照片，利用上述深度学习算法对图像进行计算、分析，得出糖尿病视网膜病变的辅助诊断建议，提供给具有相应资质的临床医生作为参考。进一步而言，这些产品的实际效果仍有待在临床实践中进行检验。

二、青光眼

（一）病变标志

青光眼逐渐影响视神经，通常通过 3 种方法检测：①眼压病理性升高；②异常视野；③通过计算杯盘比评估视神经的损伤。视盘（OD）是视神经离开眼睛的区域，可以分为 2 个部分，位于视盘中央的视杯是一个明亮的圆形区域，而视杯周围的区域是视神经环盘。当视神经纤维因青光眼而受损时，视盘会在视觉上发生变化，这会导致

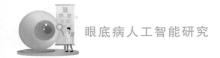
杯状区域扩大，称为杯状凹陷。

（二）青光眼检测

最初的研究使用视野图像训练 DL 网络以区分开角型青光眼患者和使用深度前馈神经网络的健康患者，取得了较高的诊断准确率。后来又纳入眼压和角膜厚度测量、视网膜神经纤维层（RNFL）厚度检查等方法，这是由于研究发现青光眼患者视野损害前已有结构性损伤发生，RNFL 厚度减少可作为青光眼的早期征兆。此外，用眼底彩色照片和 OCT 来训练 DL 模型，并将功能和结构相结合，准确率优于单独分析单一的功能或结构。最近的一项研究基于 SD-OCT 的 RNFL 评估和标准自动视野测量的视野评估，构成一组相对简单的结构和功能参数，用作开发青光眼诊断 AI 模型的可靠参考标准。

尽管降低眼压已被证明在延缓青光眼进展方面具有显著效果，但疾病进展仍然不可避免，目前还没有针对各种形式青光眼制定的优化治疗方案。使用将全基因组数据、生活方式行为和病史纳入预测算法的机器学习可以对未来是否需要侵入性手术或因青光眼失去功能性视力的风险进行早期预测，有助于设立目标眼压和在个案基础上实施最佳治疗策略。

（三）青光眼病变图像分割

杯盘比是广泛使用的青光眼诊断标准。它是垂直杯直径和垂直盘直径的比值。因此，视杯（OC）和视盘（OD）的分割对于青光眼的诊断非常重要。与 OD 分割相比，OC 分割因其微妙的边界而成为一项更具挑战性的任务。此外，OC 存在不平衡问题，因为 OC 区域仅占提取的 ROI 的极小部分。与血管分割或病变分割等其他分割任务相比，OD/OC 分割由于其椭圆形状而更类似于自然图像分割。因此，在此任务中使用了从自然图像分割中提取的几种架构，包括 Deeplabv3＋和 Mask-RCNN。这种网络在血管分割或病变分割中很少见。此外，与其他两个分割任务相比，OD/OC 分割的研究是最完整的，使用了 FCN、U-Net、Deeplabv3＋和 Mask-RCNN 的架构，尝试了多尺度、极坐标变换等方法。

三、年龄相关性黄斑变性

（一）病变及分级

年龄相关性黄斑变性（AMD）是 50 岁及以上人群视力受损的主要原因。脉络膜和视网膜外层如视网膜色素上皮层尤其受到影响，而含有光感受器的视网膜受损可能导致视力丧失。在湿性 AMD 中，脉络膜新生血管（CNV）可长入视网膜色素上皮层，这些新生血管可能会破裂，导致突然的视力丧失。干性 AMD 则导致视网膜色素上皮层的萎缩。有多种衡量 AMD 的量表，常用的一种是年龄相关眼病研究（AREDS）简化量表，该量表将 AMD 分为四个阶段（无病、早期、中期和晚期）。

（二）年龄相关性黄斑变性检测

Burlina 是最早将深度学习用于 AMD 诊断的人之一，使用预训练的 OverFeat

DCNN 将原始图像映射到 4 096 维特征向量，然后将向量通过线性 SVM 分类器输出准确的 AMD 二进制分类结果，即无病/早期阶段和可参考的中期/晚期阶段。眼后段的 OCT 扫描显示视网膜的解剖结构，并且扫描中与 AMD 相关的生物标志物（例如玻璃膜疣）显示得很清楚，这使得通过 OCT 检测 AMD 成为可能。一项研究将自动提取的 OCT 图像用于网络的训练和测试，权重上使用 Xavier 算法进行初始化，并通过随机梯度下降进行优化。输入图像首先被缩小和直方图均衡化，然后被送入网络，实现了对 AMD 的有效分类。

（三）年龄相关性黄斑变性图像分割

眼底成像用于分割 AMD 相关病变，其中随机森林用于分割 AMD 患者的地理萎缩（GA），指于每个像素邻域提取一个手工特征向量，并训练模型来预测一个像素是否属于 GA，该模型在完整数据集和包含低模糊度图像的子集上进行测试。OCT 横截面显示有关视网膜病理的信息，也广泛用于 AMD 病变分割。有文献报道使用 U-Net 架构来分割 OCT 视网膜图像中的玻璃膜疣。玻璃膜疣分割数据集是利用预先存在的包含 Bruch 膜和视网膜色素上皮层分割图像的数据集创建的，也可以从 OCT 体积中分割 GA，而无须经过视网膜分割步骤。

与 DR 和青光眼相比，有关 AMD 诊断的研究要少得多。并且，用于 AMD 诊断的数据集和图像数量远少于 DR 和青光眼的，这极大限制了人工智能在 AMD 方面的开发。

四、其他应用

早产儿视网膜病变（ROP）的深度学习模型主要是通过眼底图像进行自动诊断的。Brown 等研发了通过眼底图像识别附加病变的深度学习系统 i-ROP，其诊断附加病变的敏感性达 93%，特异性达 94%。随着进一步研发，深度学习系统 i-ROP 还可以对 ROP 进行严重程度评分，在监测疾病进展、治疗效果和预后方面应用前景可观。病理性近视是一种常见的可导致视力丧失的疾病。一项研究引入了病变感知分割网络（LSN）来执行与病理性近视相关的视网膜萎缩和脱离分割。该架构是一个类似 U-Net 的编码器—解码器网络，设计者在鞍层添加了一个分类分支来预测病变的存在，解码器中使用了特征融合模块，该模块被设计为多尺度网络。为了进一步提高对病变边缘的敏感性，添加了一个名为边缘重叠率（EOR）的损失函数。

Nagasato 等应用超宽视野眼底图像 CNN 训练 DL 模型，对 237 张视网膜分支静脉阻塞（BRVO）和 176 张非 BRVO 健康眼眼底图像进行训练识别，参数上均优于 SVM 训练的 ML 模型，可较准确地鉴别健康眼和 BRVO 眼。

不同眼科疾病的诊断可能会相互影响。例如，对于同时患有青光眼和白内障的患者，由于白内障引起的生物标志物不明确，因而可能难以诊断。因此，多种疾病的诊断可能是解决这一问题的途径。而且，同时诊断多种疾病不论对医生还是患者都是一种便利。多种疾病的诊断可分为 DR 和 DME 同时诊断，DR、青光眼和 AMD 同时诊断，使用配对 CFPs 诊断 8 种疾病，36 种疾病诊断和罕见病状检测。

第五节　临床和技术挑战

一、高质量标注数据集缺乏

如前所述，深度学习是数据驱动的。自然图像处理领域有很多大规模的数据集。例如，ImageNet 拥有超过 1 400 万张图片。然而，与其他医学领域一样，眼底图像数据集十分有限。与自然图像不同，眼底图像的标注需要专家来完成，难度很大。例如，由于缺乏深度信息，专家通常需要 8 分钟来标注眼底图像以进行 OD/OC 分割和青光眼诊断，这些限制导致缺乏高质量标注的眼底图像。而数据集越小，就越有可能导致准确率较低和过拟合。

二、图像数据集和评价指标存在较大差异

各种眼底图像数据集之间存在较大差异，包括采集相机、分辨率、光源强度、参数设置等，数据集之间的差异对深度学习模型的泛化性能提出了挑战。事实上，即使是一些最先进的模型也只能在某些数据集上表现良好，而在其他数据集上表现不佳，领域适应是一个正在探索的课题。此外，不同的研究人员使用不同的指标来衡量他们的工作。由于这种可变性，人们无法轻松比较针对给定疾病状态的不同深度学习架构。因此建立标准图像数据集和评价指标从而推动我国 AI 发展仍是科研工作者不懈追求的目标。全国智能眼科学组发布的《基于眼底照相的糖尿病视网膜病变人工智能筛查系统应用指南》是一个极佳的典范，但还需向更多病种进行更深层次拓展。

三、结果可解释性不足

将深度学习应用于实际医疗系统的一个重要问题是医生在多大程度上接受这种黑箱特性，可解释性缺乏是深度学习的固有缺陷。量化算法的性能、提炼算法分类疾病的基本特征、揭示 AI 的本质对提高医生和患者的接受度至关重要。

尽管基于人工智能的模型在临床实践中的实施和部署仍然存在许多临床和技术挑战，但随着健康中国的提出，人工智能连续多年被写进政府工作报告，并且在国务院《新一代人工智能发展规划》和国家重点研发计划"数字诊疗装备研发"等支持下，"人工智能＋医疗"被推上"快车道"。在眼科领域，眼底病患病人数随着人口老龄化正在不断增加，很多情况下，早期发现并及时干预可以预防失明。眼科诊断很大程度上依赖于影像学检查，基于深度学习算法的 AI 可以快速、无创地分析海量数据集的图像信息，并能识别、定位和量化疾病特征。因此，加快 AI 深入应用可能彻底改变现有的眼底病诊断流程和模式，而基于图像识别的医学辅助诊断系统有助于大规模人口疾病筛查，提高临床工作效率，为缓解我国眼科医生不足和医疗资源短缺提供了新途径。

第三章 眼底图像人工智能算法框架

第一节 基于眼底彩照的人工智能算法研究的发展历史

随着机器学习、深度学习算法的提出以及计算机的快速发展，人工智能逐渐走入了大众的视野。随着人工智能算法的不断完善，它被广泛地应用于医学领域。人工智能算法在医学领域的应用主要包括指导诊断、选择治疗方案、对风险进行预测以及减少错误用药等。人工智能算法在医疗影像学、病理学、眼科学等研究方向已经被认可，在这些研究方向中处理的对象均为图像，由此可见，其在图像处理方面具有很好的效果。在眼底图像分析领域，人工智能算法被逐渐应用，大多数的工作集中在使用算法进行彩色眼底图像的分析，主要应用在眼底图像质量分析、眼底疾病诊断以及眼底图像分割等方面。以下将详细介绍基于眼底图像的算法研究发展历史。

一、眼底图像质量分析算法发展历史

视网膜图像是通过眼底照相机进行拍摄而得到的图像，图像质量的好坏将影响医生的诊断结果及后续的医学治疗，所以对视网膜图像进行质量分类，并根据评估结果做进一步的处理，具有重要的医学价值。2007 年，Niemeijer 等提出了图像结构聚类算法，利用 SVM 分类器获得了 97.40％的准确率，然而该算法对每一幅图像都需要花费大量时间进行检测，不能满足拍摄后立即输出质量结果的需求。随后 2008 年，Giancardo 等根据局部血管密度和颜色直方图等特征通过 SVM 与 K 最近邻算法对眼底图像进行质量分类，准确率达到 96.00％，该方法平均每 3.53 秒检测一幅图像，大幅度提高了眼底图像质量分类的效率。2014 年，Nugroho 等使用贝叶斯分类器，利用对比度等图像参数判定视网膜图像质量。2016 年，Mahapatra 提出了一个含有卷积层、最大池化操作层及全连接层的卷积神经网络（CNN），该网络在眼底图像质量评估中实现了不错的分类结果，但需要很大的数据进行训练，容易出现过拟合现象。2018 年，Saha 等通过 AlexNet 网络结构对眼底质量图像进行训练并使用 EyePACS 数据库图像进行测试，最终结果与医生手动分类方法达到 97％的重合率；Zago 等使用 ImageNet 数据集的预训练模型提取图像的一般特征，利用 Inception-CNN 结构和微调权重参数训练网络，通过数据集的交叉验证评估网络的质量分类性能。

纵观眼底图像质量分类研究的发展历史，人工智能算法的不断发展和提升使得眼底图像质量分类的准确率不断提高。

二、眼底疾病诊断算法发展历史

过去由于医疗技术的限制，眼底疾病的诊断往往依赖医生自身的经验和技术。医生靠自己对宏观指标进行研究并做出判断，这样的效率肯定是不高的。这些年来，随着人工智能的发展，众多学者对人工智能诊断系统进行了深度研究，并取得了很多成果。

对眼底彩照的分析研究可以追溯到 1973 年 Matsui 等发表的《眼底照片的自动定量诊断研究：在彩色眼底照片上检测视网膜血管图像的轮廓线》，这是世界上首个将数学形态学方法应用于视网膜眼底图像的分析研究。对于医学图像计算机辅助诊断技术的大规模系统性研究和开发最早开始于 20 世纪 80 年代早期，1984 年 Baudoin 等在发表的《自动检测糖尿病荧光血管造影中的微血管瘤》一文中提出了检测糖尿病视网膜病变损伤的图像分析方法。眼科图像处理技术的提升大大推动了眼疾病自动诊断系统的发展，计算机辅助诊断系统使大规模的疾病筛查成为可能，在有效节约资源的同时，大大减轻了医生的诊断负担。21 世纪初，随着成像技术和信息技术的不断发展，机器学习领域涌现的各类经典算法被应用于眼底彩照的智能诊断。传统基于机器学习的眼底彩照智能诊断算法通常分为数据获取、数据预处理、图像的特征选择和提取、决策规则和分类器设计等几个主要步骤。如 Ege 等于 2000 年提出了一个基于贝叶斯、马哈拉诺比斯和 K 邻近分类算法开发的眼底彩照自动分析软件。Cheng 等提出了基于超像素分类的视杯和视盘分割方法并将其用于青光眼的筛查，提取直方图和中心周边统计学特征并用于视盘分割，在视杯分割时在特征空间加入位置信息以提升分割效果。目前传统的计算机辅助诊断方法大多通过人工选取特征，这个过程很大程度上依赖于人工经验，而且在不同的病理条件下，眼疾病在图像上的特征表现多种多样，仅依靠人工选取的特征并不能适用于所有图像，这极大地限制了计算机辅助诊断技术的使用范围。因此，越来越多的研究者尝试用深度学习的方法自动提取适用于疾病诊断的图像特征以提升图像处理和分析的性能。

计算机视觉是深度学习的主要研究领域之一，经过训练后，计算机可以对一幅图像形形色色的特征进行提取和检测，从而准确地分辨图形。数字眼底图像可以用来观察和诊断许多种眼底疾病，常见的有糖尿病视网膜病变、青光眼和高度近视等。通过计算机自动获取和检测眼底图像中视盘的大小与形状、黄斑区域、血管形态、渗出物状况等病灶特征，可以快速有效地帮助医生分析和诊断各种疾病。计算机视觉与图像处理技术被广泛应用于医疗诊断领域，其中针对各类眼底疾病的自动诊断系统在过去二十年中取得了很大的进展。在眼科领域，人工智能算法已经被应用于糖尿病视网膜病变、视网膜静脉阻塞、青光眼等疾病的眼底彩照处理。卷积神经网络（CNN）的提出更加速了人工智能的发展。Y. Guo 等建立的 MED net 神经网络系统可以自动检测 OCT 图像中的血管图像。S. K. Devalla 等使用 ReLayNet 神经网络系统自动识别分析 OCT 图像中的黄斑区各层及视网膜下液。2016 年，世界首例使用眼内手术机器人的眼内手术由英国 John Radcliffe 医院的 Robert MacLaren 教授完成，他通过触屏膜和操纵杆操作机器人剥除了患者 Bill Beaver 右眼黄斑部厚度仅 0.01 mm 的视网膜前膜。朱江兵等利用计算机视觉算法建立了检测 DR 特征的自动识别系统。J. Anitha、CKS Vijila 等用 Kohonen 神经网络对 400 多张异常视网膜图像进行预处理和特征提取并进行高精度的自动分类。2017 年，中山大学中山眼科中心刘奕教授等成功建立了能识别先天性白内障的深度学习模型。由于视网膜静脉阻塞的发病概率没有糖尿病视网膜病变高，所以人们对其的关注相对而言就比较少，通过机器学习对糖尿病视网膜病变进行诊断的相关技术研究已经日趋成熟，而有关视网膜静脉阻塞诊断的研究却比较少。随着经济全球化的不断发展，人工智能与医疗决策的关系越来越密切，它在眼科领域也表现出了优势，所以现在它经常被应用于视网膜疾病的诊断当中。近几年来，中国政府提出健康中国行动，使得"人工智能＋医疗"的发展迅速被提上日程，2017－2019 年，人工智能（AI）连续三次被写进政府工作报告中，由此可见，中国政府对人工智能在医学上的应用越来越重视，这将对其未来的发展起着重要的作用。

基于人工智能的 DR 分类方法能够通过大量的数据集进行训练从而学习到眼底图像的特征，具有很好的泛化能力，能够有效地提高分类器的分类性能。2017 年，Wang 等提出 Zoom-in-net 的深度卷积神经网络，并利用深层网络的特征信息寻找可能的病灶区域，然后在原图中分割这些区域，再送入网络训练，进行 DR 等级分类，得到了较好的分类结果。Ardiyanto Igi 等提出了一种适合小型嵌入式板的紧凑型深度学习算法，它能够很好地检测出 DR 症状的存在。2018 年，Mansour 等采用了一种多级优化措施，包括预处理、基于自适应学习的高斯混合模型（GMM）的概念区域分割、基于关联成分分析的兴趣区域（ROI）定位、基于 Alexnet DNN 的高维特征提取等，提高了系统的分类性能。李琼等采用更为复杂的神经网络模型 BNnet，极大提高了准确率，具有较好的鲁棒性和泛化性。2019 年，Keel 等采用自适应可视化技术对图片进行预处理，结果表明，这种可视化技术可以突出传统的疾病诊断区域，促进了模型的临床应用。杨松霖等通过集成多种模型，提高了模型分类的准确率。

在多病种分类方面，2011 年，Mark 等采取动态训练策略，也就是在训练的不同阶段，分别从数据集中随机选取不同的样本进行反向传播，将样本反馈到卷积神经网络并进行训练，从而对眼底图像是否存在出血进行判断。2015 年，Rocha 等则利用深层卷积神经网络来对图像进行分析，对每个像素进行分类，识别是否有微动脉瘤，从而进行分类。2016 年，Jaafar 先对训练集中的部分图像进行训练，然后利用卷积神经网络对图像中的每个像素进行预测，再对像素进行分类，从而得出视网膜疾病的分类结果。2020 年，汤加利用 ResNet 网络对近视性黄斑病变的病灶进行分类，准确率达到了 93.7％。同年，李珊珊对 ResNet 网络进行了改进，并对年龄相关性黄斑病变进行分类，准确率更是达到了 97.7％。

三、眼底图像分割算法发展历史

考虑到在医学图像领域，有标注图像数量有限和对模型诊断结果可解释性的要求等问题，一些针对医学图像特点设计的特殊算法被提出。2006 年，Soares 等提出了一种基于像素特征向量的图像分割方法，将每个像素点分为血管和非血管两类。该方法通过对图像的像素强度和在多尺度上得到的二维 Gabor 小波变换响应进行组合，以此来获取特征向量，最后使用高斯混合的贝叶斯分类器快速完成分类。2007 年，Ricci 等先通过检测器对视网膜图像进行特征信息的提取，再使用提取的特征训练支持向量机来对血管和背景进行分类。2010 年，Marin 等先通过灰度级和矩不变量的特征计算出多维向量，再对神经网络训练，完成像素分类。2015 年，Lim 等采用卷积神经网络，将其侧重于分割过程中的血管偏重值，取得良好的分类效果。同年，Olaf 等设计出一种独特的 U-Net 卷积网络，通过相关前后卷积网络层的连接和对称的扩展通路，有效融合了网络前后层的信息，可以高效地利用有限的标注样本，在小样本数据集上具有优异的性能。2016 年，Aslani 等使用混合特征向量训练随机森林分类器，对图像中的血管和非血管信息进行分类。吴奎等使用一种 COSFIRE 滤波器来提取血管特征，并通过训练贝叶斯高斯混合模型来完成血管的分割。2017 年，Zilly 等提出了熵采样和集成学习的方法，完成了视盘和视神经乳头的分割。2018 年，Xiao 等提出了一种带有加权注意力机制的 U-Net 模型，让深度学习的视网膜血管分割方法达到了最新水平。Cheng 等将极坐标变换、多尺度输入的多标注 U 型卷积神经网络和旁路输出层相结合，有效融合了图像的多尺度层次信息，在视杯视盘的联合分割中具有了较优的性能。2019 年，陈莉等利用特征组合的方式提取到 18 维特征向量，并通过多模块 K-Means 的方法进行视网膜血管分割。卓钟烁等提出了一种基于卷积神经网络的视网膜血管分割方法，设计了不同大小的卷积核，获取到了不同维度的特征，综合运用局部特征和全局特征后取得了不错的视网膜血管分割效果。雷军明等在多尺度 U-Net 的基础上，把一般的卷积层改为灵活可变的卷积网络，该网络能够根据视网膜血管的特征，自适应地调整模型的结构，取得了更优的效果。

第二节　眼底图像人工智能算法重要组成部分

一、眼底图像质量分析的主要组成

1. 数据集

随着便携式眼底照相机的普及，人们可以得到大量的眼底图像。由于在图像的获取过程中存在光照不适、拍摄环境不佳、设备参数设置错误等客观因素及操作不当、医务人员经验不同、培训不统一、患者配合度不高等主观因素，数据库中的眼底图像质量不一。常用的公开眼底图像来自 Kaggle 竞赛官网的 EyePACS 公开数据集。Kaggle 竞赛官网于 2010 年创建，为企业和数据科学家提供了一个平台。组织方或企业将数据和问题发布到 Kaggle 竞赛官网上，相关的数据科学家和科研人员会为问题提供相应的解决方案。其中的竞赛涉及众多领域。2015 年，Kaggle 竞赛官网发布了糖尿病视网膜病变检测的赛题，提供了包含 80 000 多张视网膜眼底图像的 EyePACS 公开数据集，其中有 30 000 多张为训练集，其余为测试集。这些图像于不同国家地区采集，用于采集的眼底照相机型号和参数也各不相同，图像和图像之间在色彩和光照上存在较大差异。图像的尺寸分辨率最小为 2 592×1 994，最大为 4 752×3 168。此外，该数据集也包含不同种族的眼底图像。该数据集的数量虽然巨大，但其中存在大量不可用于诊断分析的眼底图，这些图像的质量在医学上是不可接受的，其中质量差的眼底图像可能存在光照不足、曝光过度、遮挡、模糊等多种问题。

2. 卷积神经网络

卷积神经网络（CNN）是眼底图像质量分析的人工智能算法的核心组成部分，其基本结构包括卷积层、池化层、激活层、全连接层等。

卷积层广泛用于深度神经网络样本特征的获取。在卷积层中，通过一个指定尺寸的窗口卷积核对整幅图片进行扫描，从而提取出更高级的特征。通过设置卷积核的步长来限定窗口每次滑动的像素个数。对于处于边界上的像素，在做卷积操作时可以选择是否对其进行填充。卷积层的输出结果可由公式（3-1）获得。

$$y_n^l = f_1 \left(\sum_{m \in V_n^l} y_m^{l-1} \times w_{m,n}^l + b_n^l \right) \tag{3-1}$$

式（3-1）中，y_n^l 代表第 l 层卷积神经网络中第 n 个特征图的输出值，$w_{m,n}^l$ 用来表示卷积核的参数，b_n^l 为偏置项，V_n^l 表示该层特征图的输入集合。$f(\cdot)$ 为激活函数，$f(\cdot)$ 的选取通常有以下几种。

Sigmoid 函数，函数表达式如公式（3-2）所示。它是一种非线性的激活函数，其取值范围为 [0，1]。输入的值越小，输出越接近于 0，反之输入的值越大，输出越接近于 1。使用 Sigmoid 函数作为激活函数容易导致梯度弥散。此外，由于 Sigmoid 函数的输出恒大于 0，这会导致收敛过慢，增加训练网络模型的时间成本。

$$f(z) = \frac{1}{1 + \exp(-z)} \tag{3-2}$$

双曲正切函数 tanh，函数表达式如公式（3-3）所示。tanh 函数是 Sigmoid 函数的一种变体，相比于 Sigmoid 函数，其取值范围为 [−1，1]。输出为零中心数据。

$$f(z) = \tanh(z) = \frac{e^z - e^{-z}}{e^z + e^{-z}} \tag{3-3}$$

ReLU 激活函数，函数表达式如公式（3-4）所示。ReLU 函数对于输入值小于零的值进行抑制，只保留输入值大于零的值，具有稀疏激活性的特点，可以避免反向传播的过程中梯度消失，很大程度上提高了网络训练的速度。此外，ReLU 函数的效率要比 tanh 函数和 Sigmoid 函数高，能够快速收敛。除了 ReLU 函数之外，还有在 ReLU 基础上的改进函数如 Leaky-ReLU、R-ReLU。由于 ReLU 函数中小于 0 的输入全部输出为零，这将导致深度神经网络中的某些神经元不会被激活。如果学习率比较大，这些神经元可能一直输出值都为 0。为此，Leaky-ReLU 保留了负轴的值，这些值比较小，但不会丢失全部信息。

$$f（z）=\begin{cases}0 & z<0 \\ z & z\geqslant0\end{cases} \qquad (3-4)$$

池化层作为卷积神经网络的重要组成部分，可以通过池化操作对数据进行压缩，大大减少了参数的计算量。与卷积核类似，池化层也需要一个滑动的窗口，可以定义步长和池化的方式，以及是否对边界进行填充。区别在于，池化层的窗口只影响输入的一个深度，而卷积层的过滤器横跨了整个深度。当处理大幅图像时，在一个区域卷积后得到的特征很有可能在其他的区域也具有类似的特征。对于图像特征的提取，通过池化操作计算图像上某个区域特征的平均值、最小值或者最大值。这样得到的统计特征和使用卷积层输出的所有特征相比，数据维度更低，解决了过拟合的问题，对网络性能有较大改善，常用的池化方式有以下 2 种。

（1）平均池化。其池化的方式是通过滑动窗口框出用于池化操作的子区域，然后对其中的值加和取平均，作为输出结果。平均池化的操作过程见图 3-1。

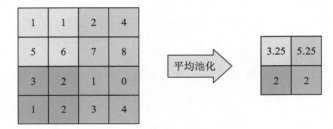

图 3-1 平均池化操作过程

（2）最大池化。其池化步长和池化窗口与平均池化相同。框出子区域后，选取其中特征子区域的最大值作为输出结果。最大池化的操作过程见图 3-2。

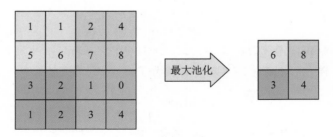

图 3-2 最大池化操作过程

全连接层可以对池化层和卷积层输出的特征进行压缩，同时完成模型分类。在全连接层中，每一层神经元的节点都与上一层所有神经元结点相连接，所以称为全连接层。其结构见图 3-3。

令 x_1、x_2 和 x_3 为该网络的输入值，a_1、a_2 和 a_3 为全连接层的输出值，我们用 w_{ih} 表示两个全连接层之间的连接权重，b_h 代表全连接层神经元的偏置，激活函数用

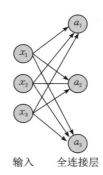

输入　　　全连接层

图 3-3　全连接层示意图

f_1（·）表示，则输出 a_1、a_2 和 a_3 分别如公式（3-5）（3-6）（3-7）所示。

$$a_1 = f_1\ (w_{11}x_1 + w_{21}x_2 + w_{31}x_3 + b_1) \tag{3-5}$$

$$a_2 = f_1\ (w_{12}x_1 + w_{22}x_2 + w_{32}x_3 + b_2) \tag{3-6}$$

$$a_3 = f_1\ (w_{13}x_1 + w_{23}x_2 + w_{33}x_3 + b_3) \tag{3-7}$$

二、眼底疾病诊断的组成

眼底疾病诊断包括了传统机器学习算法和深度学习算法，其中传统机器学习算法用于眼底疾病诊断主要依赖于先验知识和手工设计的特征提取算子，其主要步骤包括数据获取、数据预处理、图像的特征选择和提取、决策规则和分类器设计。不同于传统机器学习，深度学习不需要人工选取图像的特征，深度学习模型可以自动从图像中学习解决问题的最优特征表达。深度学习算法的主要步骤包括数据获取、数据预处理、网络和损失函数设计、参数学习与优化。其中数据获取和数据预处理的方法与传统机器学习类似，网络和损失函数设计则包括了卷积神经网络的各种超参数（如网络的深度、宽度、卷积核大小、卷积步长等）设置和网络训练的目标函数选择，参数学习与优化指的是网络训练阶段的学习率、优化方法、迭代次数等训练超参数的设置。

总之，眼底疾病诊断的组成主要分为眼底图像预处理、人工智能算法的选择以及质量评估指标。

（一）眼底图像预处理

常用的眼底彩照预处理方法有直方图均衡化、阴影矫正、高斯掩模卷积、中值滤波和血管去除等。其中直方图均衡化用来增强对比度，阴影矫正用来归一化图像亮度，高斯掩模卷积和中值滤波用来削减图像噪声，而血管去除用来减少对某些疾病损伤检测的干扰。具体预处理方法的使用极大地依赖于不同的应用场景和目的。在完成上述预处理后，通常还会对图像进行裁剪缩放，并在训练模型时采用数据扩增操作。

1. 裁剪和缩放

因为工作中使用到的眼底图像可能来自不同的数据集，所以可能存在数据集中不同图像的分辨率差异较大等问题，因此，在将图像送入到分类系统之前需要对其尺寸进行统一的裁剪和缩放。根据所拥有的数据集情况去进行具体的裁剪和缩放工作，本书中所使用实例的具体操作步骤如下。

（1）选取适当阈值对眼底图像进行二值化，获得图像中的圆形区域半径 R。

（2）对眼底图像进行裁剪，得到一个以圆形区域圆心为中心、边长为 2R 的正方形图像。

（3）将得到的正方形眼底图像统一缩放至同一尺寸。

2. 数据扩增

在训练深度卷积神经网络的过程中，数据量不足容易引起模型的过拟合。为了避免出现过拟合现象，我们需要对训练数据进行数据扩增。数据扩增的方法如下。

（1）对图像随机进行水平和竖直方向的翻转。

（2）将图像随机旋转某一角度，旋转后的留白部分使用黑色像素点代替。

（3）将图像尺度缩放，缩放因子 a 取值在 0~1 范围，将图片进行 $[1-a, 1+a]$ 内随机值缩放。

（4）将图像在水平、垂直和通道上进行微量偏移。

图 3-4 显示了不同眼底图像经过裁剪和缩放、数据扩增之后得到的结果。其中数据扩增步骤会随机选择是否对送入的经过裁剪和缩放的眼底图像进行（1）～（4）步。

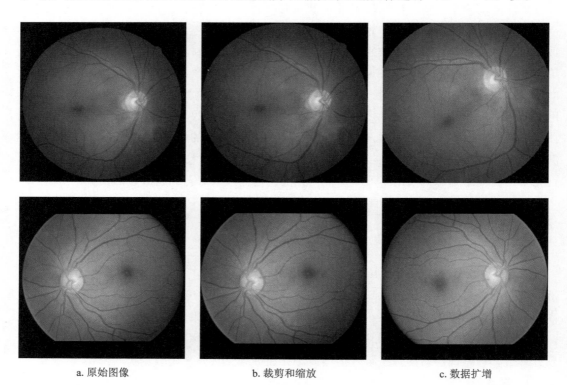

a. 原始图像　　　　　　　b. 裁剪和缩放　　　　　　　c. 数据扩增

图 3-4　眼底图像归一化处理结果图

（二）常见的人工智能算法

人工智能算法的三大基石分别是算法、数据和计算能力，算法作为其中之一，具有非常重要的作用，因此，接下来会介绍一下人工智能涉及的算法。人工智能算法按照模型训练方式的不同可以分为监督学习、无监督学习、半监督学习和强化学习。

监督学习：就是将已经标注好标签的数据集送入到预先设计好的模型中进行训练，通过不断的训练我们可以得到一个适合于数据的最终模型，该模型能够对未进行训练过的数据具有很好的预测结果。在监督学习中不仅包含样本，还包含这些样本对应的标签，即样本和标签是成对存在的。常见的监督学习算法包括人工神经网络（artificial neural network，ANN）类、贝叶斯类、决策树类和线性分类器类。人工神经网络类包括反向传播、玻尔兹曼机、卷积神经网络、回归神经网络等。贝叶斯类包括朴素贝叶斯、高斯贝叶斯、多项朴素贝叶斯、贝叶斯网络等。决策树分类包括分类和回归树、卡方自动交互检测、决策残端、随机森林等。线性分类器包括 Fisher 的线性判别、多项逻辑回归、朴素贝叶斯分类器、支持向量机等。

半监督学习：是指使用标注好标签和未进行标注的样本进行学习。由于标注好标签的样本较少，为了有效地利用大量的无标签样本，半监督学习需要采用合适的半监督假设将学习模型和无标签样本的数据分布联系起来。研究表明，半监督学习方法的性能依赖于所有的半监督假设。目前的机器学习技术大多基于独立同分布假设，即数据样本独立地采样于同一分布。除了常见的独立同分布假设，为了取得泛化的结果，监督学习技术大多基于平滑假设，即相似或者相邻的样本点的标记也应该相似，而在半监督学习中这种平滑假设则体现为两个较为常见的假设：聚类假设与流型假设。半监督算法仅在数据的结构保持不变的假设下起作用，没有这样的假设，不可能从有限的训练集推广到无限的不可见的集合。半监督学习算法包括生成模型、低密度分离、基于图形的方法、联合训练等。

无监督学习：就是将事先不知道标签的样本通过某种方法处理后，能够将相似的样本划分为同一类。监督学习是一种目的明确的训练方式，即事先有明确的目标。而无监督学习则是没有明确目的的训练方式。无监督学习作为一种机器学习的训练方式，它本质上是一个统计手段，在没有标签的数据里发现潜在结构的一种训练方式。常见的无监督学习算法包括人工神经网络类、关联规则学习类、分层聚类算法、聚类分析和异常检测类。人工神经网络类包括生成对抗网络、前馈神经网络、逻辑学习机、自组织映射等。关联规则学习类包括先验算法、Eclat 算法、FP-Growth 算法等。分层聚类算法包括单连锁聚类、概念聚类等。聚类分析包括模糊聚类、K 均值聚类、均值漂移算法。异常检测类包括 K-最近邻算法、局部异常因子算法等。

强化学习：是指人通过动作对环境产生了一定的影响，而后环境向人反馈这一动作引起的状态变化，人又通过得到的这个反馈来审视他最初实行的那个动作所带来的结果，从而根据获取的结果来更新做出动作的策略。强化学习强调如何基于环境而行动，以取得最大化的预期利益，其灵感来源于心理学中的行为主义理论，即有机体如何在环境给予的奖励或者惩罚的刺激下，逐步形成对刺激的预期，从而产生能获得最大利益的习惯性行为。常见的强化学习算法包括 Q 学习、状态－行动－奖励－状态－行动、策略梯度算法、基于模型强化学习、时序差分学习等。

（三）质量评估指标

在如眼底疾病诊断等分类任务中，真阳性（true positive，TP）表示预测为某一类，实际也为某一类。假阳性（false positive，FP）表示预测为某一类，实际为其他类。假阴性（false negative，FN）表示预测为其他类，实际为某一类。真阴性（true negative，TN）表示预测为其他类，实际也为其他类。由此可以引出真阳性率（TPR）、假阳性率（FPR）与准确率（precision ratio，P）、召回率（recall ratio，R）等衡量诊断性能的评价指标。同时还可以引入受试者操作特征曲线（receiver operating characteristic curve，ROC），ROC 曲线上每个点反映着对同一信号刺激的感受性。横轴为假阳性率（FPR），纵轴为真阳性率（TPR）。两者定义分别如公式（3-8）、公式（3-9）所示。

$$FPR = FP / (TN + FP) \tag{3-8}$$

$$TPR = TP / (TP + FN) \tag{3-9}$$

由此可知，在 ROC 曲线中：TPR＝1，FPR＝0。ROC 曲线有个很好的特性：当测试集中正负样本的分布变换的时候，ROC 曲线能够保持不变。当用 ROC 曲线衡量网络的性能时，若一个网络的 ROC 曲线被另一个网络的完全包住，那么这个网络性能优于后者；若两者曲线出现交叉，则还需根据 ROC 曲线下的面积来判别两者之间的性能优劣。

三、眼底图像分割算法的主要组成

（一）预处理

在眼底图像分割算法中，对原始图像进行合适的预处理，可以提高分割网络的分割性能。常用的预处理方法有以下几种：灰度变换、对比度受限的自适应直方图均衡化（contrast lonstrained adaptive histogram equalization，CLAHE）、伽马变换、标准化。其中前三种预处理方法用于增强待分割目标与背景的对比度，有利于之后分割网络的学习。标准化用于统一数据集的均值和方差，使所有的特征保持同分布，从而增强分割网络的泛化性能。

1. 灰度变换

眼底图像均为三通道的彩色图像，因此在某些分割任务中，为了实现目标分割这种二值分类任务（如眼底图像血管分割任务中，对血管信息与背景信息的判断分类），首先要把三通道图像转换成单通道图像。在彩色图像中，每个像素点所呈现的颜色是由三原色 R（red）、G（green）、B（blue）按照比例相互叠加得到的，各自在 0～255 的范围中取值。而灰度图像中的每个像素点由 8 位的非线性尺度来表示，其中 0 为黑色、255 为白色，将每个像素点用不同等级的黑色来表示。这两类图像可以通过公式（3-10）转换得到。

$$I_{gray} = 0.299 \times R + 0.587 \times G + 0.114 \times B \qquad (3\text{-}10)$$

2. 对比度受限的自适应直方图均衡化

眼底图像由于拍摄时光线不均匀，以致待分割目标和背景之间的对比度并不是很高，出现部分待分割目标在图像中不清晰的现象，因此需要对图像进行 CLAHE 处理来提高图像中血管和背景之间的对比度。直方图均衡化的本质是通过非线性拉伸来均衡图像灰度值，这种方式是存在一些缺点的，即变换后的图像可能会丢失一些细节信息，并对一些图像进行过度增强。而 CLAHE 可以通过计算图像的局部直方图来重新分配图像的亮度，而且还可以通过限制局部直方图的振幅来降低图像的对比度，从而避免由于局部对比度过高而产生的畸变或过大的图像噪声。

3. 伽马变换

伽马变换是对图像灰度值的非线性运算，使得输出图像灰度值与输入图像灰度值呈指数关系，如公式（3-11）所示。

$$S = G^{\gamma} \qquad (3\text{-}11)$$

其中，G 表示图像中每个像素的灰度值，S 表示经过变换输出的灰度值，γ 表示可调整的参数值。我们通过调整 γ 的值，可以对图像的对比度进行调整，使得明暗部分对比更强，即待分割目标信息与背景信息的对比度更强，从而提高了最终的图像质量，方便之后的网络学习训练。

4. 标准化

标准化是通过数据去均值的方式实现中心化，使得数据集中的特征保持同分布。同分布的训练集可以保证网络接受的数据分布更加稳定，网络更容易学习，训练速度更快，并且增强网络的泛化性能。其转换公式（3-12）如下。

$$N = (image - mean)/std \qquad (3\text{-}12)$$

其中，image 表示图像矩阵，mean 表示均值，std 表示标准差。

（二）数据扩增

由于眼底图像的采集难度比较大，并且人工对眼底图像进行标注需要大量的人力资源，导致可用的眼底图像数据比较稀少。并且眼底图像分割网络多数采用卷积神经网络，其深层的结构特性使得内部参数较多，因此训练数据集太少容易造成训练出来的网络模型泛化能力弱和过拟合现象，使得最终分割结果的评价指标很低。因此需要对训练数据集进行扩增，优化网络的分割性能并防止网络的过拟合。数据扩增通常采用旋转、平移、翻转、随机噪声添加等手段。在眼底图像的血管分割任务中，数据扩增也可以采用随机采样小图像块的方式。由于包含了随机性，数据扩增而来的图像可被认为是一张新图像，这样就增加了模型的鲁棒性和保证了训练过程的稳定性，避免训练过程中网络过拟合。

（三）训练阶段

在网络模型训练过程中，超参数调整是一个非常重要的环节。通过观察监测训练集和验证集在每次迭代中的损失值和准确率，来对各个参数进行调整，以便训练的模型能具有更佳的泛化效果。下面将分别介绍不同超参数调整的方法。

1. 学习率

学习率用于梯度下降过程中每次权重参数的更新。学习率在整个训练中可以始终保持固定值，也可以是自适应变动的。通常在刚开始训练时，把学习率设置大一些，用以加快模型的收敛速度，在训练后期根据损失变化情况可以把学习率降低，让网络模型的损失震荡减小，以便取得更优的训练效果。

2. 批次大小

批次大小是指每次训练送入模型的样本数。一般使用大批次的样本数训练，会加快网络的收敛速度，但也有可能因为批次设置过大而导致内存不足。

3. 优化器

优化器主要用于梯度下降。目前常用的优化器有 SGD、Adagrad、RMSProp、Adam、Ftrl，其中 Adam 优化器能快速收敛且在适应性学习上表现良好。

4. 迭代次数

迭代次数是指整个训练集送入神经网络的训练次数，当测试集准确率和训练集准确率相差较小时，可认为当前迭代次数合适。当测试集准确率先变大后变小时，说明出现了过拟合，需要减少迭代次数。

（四）性能评估

常用的评估网络分割性能的指标有：准确率、精准率、敏感性、特异性、受试者操作特征曲线（ROC）下的面积（AUC）、F1 分数（F1 Scores）等。为了完整描述各个指标的含义，需要引入混淆矩阵的概念。混淆矩阵包括四种类型，分别是真阳性（TP）、真阴性（TN）、假阳性（FP）、假阴性（FN）。

准确率是指预测正确的样本占总样本的数目，用公式（3-13）表示为

$$Accuracy = \frac{TP + TN}{TP + TN + FP + FN} \tag{3-13}$$

精准率是指所有预测为阳性的样本中，真阳性所占的比例，可用公式（3-14）表示为

$$Precision = \frac{TP}{TP + FP} \tag{3-14}$$

召回率是指所有真实值为阳性的样本中，被正确预测成阳性的样本所占的比例，可用公式（3-15）表示为

$$Recall = \frac{TP}{TP + FN} \tag{3-15}$$

敏感性也是指所有真实值为阳性的样本中，被正确预测成阳性的样本所占的比例，

可用公式（3-16）表示为

$$Sensitivity = \frac{TP}{TP + FN} \tag{3-16}$$

特异性是指所有真实值为阴性的样本中，被正确预测成阴性的样本所占的比例，可用公式（3-17）表示为

$$Specificity = \frac{TN}{TN + FP} \tag{3-17}$$

受试者操作特征曲线（ROC）是在以假阳性率（预测出来的假阳性样本占所有真实阴性样本的比例）为横坐标、以真阳性率（预测出来的真阳性样本占所有真实阳性样本的比例）为纵坐标的二维平面直角坐标系当中，通过调整网络中的分类阈值，得到多组真阳性率和假阳性率数值，将这些数值在坐标系中描点连线，从而形成了 ROC 曲线。而 AUC 则指的是 ROC 曲线下与两个坐标轴形成的区域面积，如果 AUC 越接近于 1，那么网络的效果越好。

F1 分数定义为精准率和召回率的调和平均，反映了网络的稳定性，可以用公式（3-18）表示为

$$F1 = \frac{2 \times Precision \times Recall}{Precision + Recall} \tag{3-18}$$

Jaccard 相似系数（Jaccard similarity coefficient）是用来判断两个有限样本集之间的相似程度，把血管分割结果的真实值集合设为 A，预测值集合设为 B，那么它可以用公式（3-19）表示为

$$JS = \frac{|A \bigcap B|}{|A \bigcup B|} \tag{3-19}$$

第三节　眼底图像人工智能算法系统框架

一、眼底图像人工智能算法系统总体框架

基于眼底彩照的人工智能算法系统总体框架见图 3-5，主要包括质量分析、疾病诊断以及病灶分割三个部分。质量分析模块用于把关输入的眼底图像质量，避免将过于模糊、曝光不足等眼底图像或非眼底图像输入算法系统，生成无效的结果。若图像质量不符合要求，将直接生成报告，提示重新提交眼底图像；若质量符合要求，则将该图像输入疾病诊断模块，对该眼底图像进行诊断分类。疾病诊断模块可诊断出以下 7 种情况：正常眼底、高度近视、静脉阻塞、黄斑病变、糖尿病视网膜病变、青光眼以及其他病种。根据不同的分类情况，病灶分割模块会相应地对病灶进行分割，比如若诊断为糖尿病视网膜病变，将会分割软性渗出、硬性渗出、微动脉瘤以及出血四种主要的病理特征；若诊断为高度近视，将分割近视弧；若诊断为静脉阻塞，将分割出血

块等。除此之外，对于所有的眼底图像，均可在病灶分割模块分割出精确度高的视网膜血管，有助于医生诊断。经过以上各模块得出一系列结果后，将生成完整的诊断报告，提供给使用者。

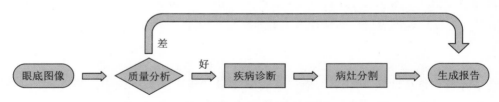

图 3-5　基于眼底彩照的人工智能算法系统总体框架

二、眼底图像质量分析的系统框架

眼底图像质量分析的人工智能算法系统框架见图 3-6，包括数据集、图像预处理、模型构建、分类结果。输入的数据集包含眼底图像及对应的质量分类标签。原始眼底图像来自不同型号的眼底照相机，图像尺寸不一、分辨率过高，且包含大量背景像素。图像越大导致网络的训练速度越慢，为了在保证不损失原始眼底图像信息的同时提高网络的训练速度，需要对图像进行归一化处理。首先在原始图像中剪裁出包含眼底图像的最小正方形，再缩放至统一尺寸（如 512×512）便于 CNN 进行处理。为了避免训练过程中因为数据不足而出现过拟合现象，需要对训练数据进行扩增，常用的扩增方法有水平翻转、垂直翻转、旋转、缩放等。模型构建的第一步是通过下采样提取图像特征，下采样包含卷积层、池化层、批归一化（batch normalization，BN）层。卷积层负责获取图像局域特征。池化层降低特征图的尺寸并将尺度不变特征传递到下一层。BN 层对训练过程中每层的输出进行归一化处理，使数据的分布总是在变化敏感的区域。训练网络时使用预先设置好的参数，如训练轮数、学习率等。训练结束后保存模型，完成模型构建。使用保存的模型就可以对眼底图像进行质量分类并对其进行测试、评估。

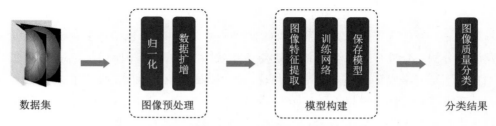

图 3-6　眼底图像质量分析的人工智能算法系统框架

三、眼底疾病诊断的系统框架

使用人工智能算法对眼底彩照进行处理是一个非常复杂的工程，需要选择合适的工具，正所谓"工欲善其事，必先利其器"，因此，在使用人工智能算法时可以借助一些系统框架，下面将介绍目前常见的几种框架的基本情况。

TensorFlow 是谷歌公司基于 DistBelief 研发的人工智能学习系统，它可以应用在图形分类、音频处理、推荐系统和自然语言处理等场景中，可以将复杂的数据结构传输至人工智能神经网络中进行分析和处理。TensorFlow 是一个使用数据流图表进行数值计算的开源软件，这个框架允许在任何 CPU 或 GPU 上进行计算，无论是台式机、服务器还是移动设备，这个框架的编程语言是易于学习的 Python 语言。

Keras 是一个用 Python 编写的开源的神经网络库，与 TensorFlow、CNTK 和 Theano 不同，Keras 不是一个端到端的机器学习框架，相反，它作为一个接口，提供了一个高层次的抽象化。这使得它无论坐落在哪个框架上，神经网络的配置都会变得容易。

Torch 是一个用于科学和数字操作的开源机器学习库，这是一个基于 Lua 编程语言而非 Python 语言的库。Torch 的封装少，简单直接，前期学习和开发时的思维难度都比较低，具有比较好的灵活性和速度。Torch 通过提供大量的算法，使得深度学习研究更容易，并且提高了效率和速度。它有一个强大的 N 维数组，这有助于切片和索引等操作。此外，它还提供了线性代数程序和神经网络模型。由于封装少和 Lua 本身的限制，工程性不好，导致 Torch 更加适合于探索性研究开发，而不适合做大项目的开发。另外，由于 Torch 采用的是并不十分流行的 Lua 语言来操作，不熟悉的用户要进行新语言的学习。

PyTorch 是在 2017 年 1 月由 Facebook 人工智能研究院在 Torch 基础上提出的。PyTorch 和 Torch 都是用 C 语言进行底层编写的。Torch 的调用需要使用 Lua 语言，相较于 Lua 语言而言，Python 语言的使用更为广泛。PyTorch 是一个基于 Python 的可续计算包，除了具有强大的 GPU 加速的张量计算。如 Numpy，它还包含自动求导系统的深度神经网络。这两个高级功能使得 PyTorch 在处理深度学习的问题上更加方便。

基于以上的框架，我们可以搭建满足不同需求的人工智能算法模型。疾病诊断系统即是使用 PyTorch 作为框架搭建的图像多分类算法模型。与质量分析模型相似，疾病诊断模型在训练与测试前同样需要对图像进行归一化处理，并且在训练时也需要用到数据扩增的手段。输入的图像通过多层卷积、池化等操作，提取出数量巨大的特征图。使用最大池化将这些特征图压缩为特征点，并将这些特征使用全连接层连接在一起，输出七个数值。这七个值即为诊断模型判断输入的眼底图像为正常眼底、高度近视、静脉阻塞、黄斑病变、糖尿病视网膜病变、青光眼以及其他病种的概率，并选取概率最大的结果作为诊断结果。

四、眼底图像分割的系统框架

基于眼底图像分割的人工智能算法系统框架见图 3-7。首先，将从眼科医院获得的眼底图像分为训练集和测试集。测试集中分出一部分为验证集，用于训练过程中的交叉验证，防止网络的过拟合。再将训练集中的眼底图像进行预处理，预处理步骤大致包括数据归一化、标准化和对比度增强，前两步用于加快网络的收敛速度和增强网络的泛化性能。由于医学图像的复杂性，前景和背景之间往往难以划分边界，因此最后一步用于增强前景与背景的对比度，通常包括灰度变换、对比度受限的自适应直方图均衡化和伽马变换等。由于医学上的标注图像往往难以获取，因此从眼科医院获得的带标注的眼底图像十分稀少，为了避免网络的过拟合、保证训练过程中的稳定性、增强网络的分割性能，对训练数据进行扩增是必要的。最后将经过预处理和数据扩增的训练数据集输入分割网络训练，在训练迭代过程中，采用预定的指标和相应的损失函数达到学习目的，使用真实标签监督损失变化和保存网络参数模型。预测过程中使用预定指标评估的最优模型对测试集图像进行预测，以评估模型在特定任务中的分割性能。

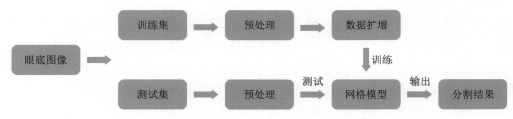

图 3-7　基于眼底图像分割的人工智能算法系统框架

第四章 眼底图像质量分析

第一节 眼底图像质量评估

一、眼底图像质量评估的意义

彩色眼底图像广泛用于糖尿病视网膜病变（DR）、年龄相关性黄斑变性（AMD）、青光眼等眼底疾病的筛查和诊断。许多计算机辅助诊断（computer aided diagnosis, CAD）系统在各类眼底疾病中已获得成功应用，这些自动诊断系统的成功有赖于输入图像的质量。目前的眼底图像数据库中存在大量低质量眼底图像，如模糊、光照不足、曝光过度。这些低质量眼底图像不便于眼科医生和计算机辅助诊断系统进行病理分析。临床眼底照相采集过程中，一些患者由于存在屈光介质混浊如白内障、玻璃体混浊、角膜斑翳等，在没有其他干扰的情况下无法获取清晰的视网膜图像。已有研究表明，目前的眼底图像数据集中，因质量差而影响医学诊断的图像占比高于四分之一，基层医院上传至云平台的眼底图像中低质量图像占比近二分之一。眼底图像质量评估（retinal image quality assessment, RIQA）是眼疾病自动检测系统中关键的一步，图像质量的好坏可以决定眼疾病检测的准确率。

动脉粥样硬化风险机构（Atherosclerotic Risk in Communities, ARIC）的研究表明，影响图像质量的重要因素可分为两类：通用图像质量参数（如聚焦和锐度）和结构图像质量参数（如血管的清晰度，视盘、黄斑等结构的可见度）。图4-1列出了临床数据集中低质量眼底图像的实例。这些图像是由模糊、光照不足、曝光过度、遮挡、睫毛或镜片上的灰尘伪像造成的。低质量眼底图像使后续的眼疾病分析和诊断更加困难。

二、眼底图像质量评估的研究现状及趋势

目前对于眼底图像质量评估的研究主要分为三类。其一，基于通用图像信息的传统方法，如直方图匹配、边缘强度分布和对比度特征。Lee等使用通过模板强度直方图与视网膜图像的强度直方图卷积计算得到的质量Q指数来衡量眼底图像的质量。Lalonde等基于边缘强度分布特征和像素灰度值自动地对眼底图像的质量进行评估。尽管通用图像质量参数具有计算复杂度低的特点，但是影响视网膜图像质量的因素比较复杂，这些方法无法捕捉不同的情况。其二，基于结构图像质量参数的方法，如血管的标记等，这些方法复杂度高并且在模糊图像中容易出错。Paulus等采用结合通用图像质量参数和结构图像质量参数的方法，该方法依赖于准确的分割技术。Usher等采

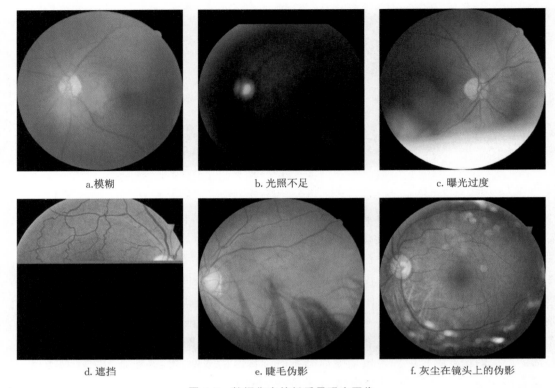

| a.模糊 | b.光照不足 | c.曝光过度 |

| d.遮挡 | e.睫毛伪影 | f.灰尘在镜头上的伪影 |

图 4-1　数据集中的低质量眼底图像

用了一种基于眼底图像血管面积的结构图像质量参数进行图像质量评估。Niemeijer 等对视网膜图像进行结构聚类进而评估眼底图像质量。其三，利用显著图或 shearlet 系数进行特征提取，然后将这些特征送入支持向量机（SVM）中进行分类。总的来说，传统的方法依赖于人工设计的特征，泛化性差，在实际应用中容易出错。

　　传统的眼底图像质量评估算法依赖于某种基于通用图像质量参数或结构图像质量参数的手工特征，很难将这些算法推广到一个新的数据集。此外，人类是通过人类视觉系统（human visual system，HVS）来对眼底图像质量进行评估的，传统的方法没有考虑到 HVS 的特性，也没有将其引入图像质量评估算法中。近十年来，深度学习受到很大关注，而 CNN 以其强大的表现力在各个领域都有着广泛应用。与传统的手工特征提取方法不同，深度学习模型能够发现原始特征中固有的、隐藏或潜在的高层次特征，有助于建立更加鲁棒的模型。Mahapatra 和 Ruwan 等先后采用 CNN 结构学习特征对眼底图像质量进行分类，在 RIQA 中考虑了 HVS 的特性，和传统方法相比取得了更好的结果。但对于眼底图像的分析处理，相比于自然图像，眼底图像有其自身的特殊性。其病灶区域和整幅图像相比，往往只占很小一部分，而正是这比较小的区域，才起着决定性的作用。通过深度学习算法有效提取到这部分区域的特征要比学习自然图像的特征更加具有挑战性。

三、眼底图像质量评估分类模型的介绍

对于眼疾病自动筛查系统而言，可接受的眼底图像需要达到眼疾病诊断的标准。以 DR 自动诊断系统为例，图像中对正确诊断至关重要的部分必须是清晰可见的，例如血管和病变区域。从人类视觉注意机制的角度来看，人类更加关心视网膜的前景区域，忽略含有信息较少的背景区域。几种经典的 CNN（AlexNet、GoogLeNet、VGG、ResNet-50 和 Inception-ResNet-V2）介绍如下。

（1）AlexNet：在 2012 年 ImageNet 大规模自然图像识别挑战赛（ILSVRC）中凭借很大的优势获得冠军。其网络复杂度相对较低，是在图像分类任务中最常用的网络之一。

（2）GoogLeNet：使用 Inception 模块来创建具有 22 层的深度网络，与此同时，它具有比其他网络（如 VGG 和 AlexNet）少得多的参数。Inception 结构具有多尺度性，可以学习到图像中不同尺度的特征。

（3）VGG：VGG 网络具有较好的性能，在很多任务中都有着极其出色的表现。VGG16 只在卷积层中使用 3×3 滤波器，减少了参数的数量。VGG19 在 VGG16 网络的基础上增加了卷积层的数量，其特征提取的性能相对于 VGG16 更优，但其网络的参数量和计算量也更大。

（4）ResNet-50：ResNet 是 2015 年 ILSVRC 的赢家，错误率为 3.6%，它提出了残差学习框架，每个残差单元结构由一个残差块和一个捷径连接组成，以简化网络的训练，避免了网络过深导致的梯度弥散。这种结构可以搭建 50 层、101 层、152 层甚至更深的网络。ResNet-50 有 6 个模块，分别称为 conv1、conv2x、conv3x、conv4x、conv5x 和全连接层。其中 conv1 是卷积层，conv2x、conv3x、conv4x 和 conv5x 分别由 3 个、4 个、6 个、3 个残差块组成。

（5）Inception-ResNet-V2：Inception-ResNet-V2 为 2016 年提出的模型，使用了新的 Inception-ResNet 模块，该模块融合了 Inception 结构的多尺度性和残差结构的优点，避免了网络过深导致的梯度弥散。Inception-ResNet-V2 使用小卷积核替换大卷积核，相比于 Inception-V4 具有更小的计算量。

第二节　基于人类视觉系统的眼底图像质量评估算法

一、引言

图像质量分类所使用的方法几乎都依赖于手工特征设计建模，一方面，这些特征基于通用图像质量参数或结构图像质量参数，在新的数据集上泛化能力差，无法应用于较大数据集。另一方面，尽管专家依靠 HVS 的能力来识别质量差的眼底图像，并且能够适用于新的数据集，但是这种评估在实际中带有很大的主观因素。除此之外，目前基于手工特征的方法不能利用 HVS 的特点来提高 IQA 的性能。为了克服上述缺点，

我们提出一种基于 HVS 的图像质量分类方法，该方法将基于卷积神经网络的监督信息与基于显著图的无监督信息结合，并利用这两种特征训练分类器进行图像质量分类。我们使用一种基于全分辨率的显著图，它能够获取与 IQA 相关的局部以及全局特征，并且在卷积神经网络的学习中利用迁移学习原理，使用微调（fine-tuning）深度卷积神经网络的方法来提高 IQA 的性能。

二、方法框架

基于 HVS 的眼底图像质量分类方法流程图见图 4-2，该方法主要包含 5 个步骤。第一步，数据预处理，提取感兴趣区域（region of interest，ROI）。原始眼底图像中包含了大量的黑色背景部分，需要去除背景部分，把感兴趣区域提取出来，进行后续的网络训练。第二步，对预处理的数据，利用微调方法训练 CNN，将自然图像的网络参数迁移到医学图像网络的训练中。第三步，根据第一步预处理后的图像计算显著图。第四步，分别提取出眼底图像在 CNN 中的特征以及显著图中的显著性特征并进行融合。第五步，根据第四步融合的特征构建出样本的特征矩阵，并使用构建的特征矩阵训练最后的分类器，对眼底图像质量进行分类。

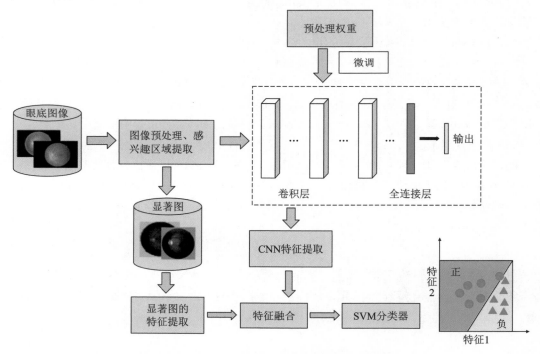

图 4-2　基于 HSV 的眼底图像质量分类方法流程图

（一）感兴趣区域提取

在眼底图像中，除对于检测诊断有用的感兴趣区域外，图像中还包含了大量的背景区域，图 4-3 所示的眼底图像含有大量黑色背景区域。在自动诊断系统中，这些背景区域包含大量的冗余信息，不仅影响算法的精度，还会加大计算量。在数据输入网络之前，第一步是要对眼底图像的感兴趣区域进行提取。目前对于前景区域的提取通常基于阈值法并结合形态学掩模处理。例如 Cardoso 等通过设定特定阈值来对 ROI 进行提取，这种方法对于小数据集效果比较好，如果数据量比较大，并且图像的亮度、对比度差异比较大时就会出现大量错误提取的情况。我们采用最大类间方差法找到最佳阈值，ROI 提取步骤如下。

（1）将彩色眼底图像灰度化，得到对应的灰度图像。

（2）采用最大类间方差法找到灰度图像的最佳阈值，将图像二值化，得到掩模模板。

（3）对掩模模板进行轮廓提取，找到面积最大的一个轮廓。

（4）根据（3）中找到的轮廓，提取包围盒，该包围盒为将该轮廓正好包围的矩形。

（5）根据包围盒将 ROI 提取出来。

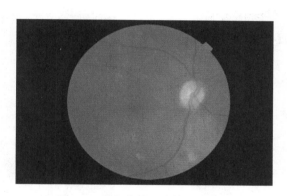

图 4-3　含有背景区域的原始图像

通过这五个步骤，最后得到一个去除背景区域的彩色眼底图像，这期间生成的掩模模板背景区域像素值为 0，ROI 区域像素均为 1，如图 4-4b 所示，并且绿框为最大轮廓的包围盒，图 4-4a 为彩色眼底图像的灰度图像，根据图 4-4b 中得到的包围盒，利用包围盒的矩形坐标点就可以将前景区域提取出来，如图 4-4c 所示。

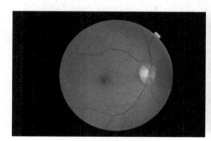
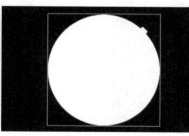
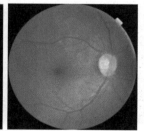

a.眼底图像的灰度图像　　　　　b.二值化掩模模板　　　　　c.前景区域提取

图 4-4　感兴趣区域提取

(二) 显著图特征

显著性定义了特定区域与其相邻区域在图像特征方面的差异程度，HSV 能够捕获到这方面的差异并进行特征提取。传统的显著图一般只有特定关注点，没有从全局和局部关注显著性区域。我们使用基于频率调谐的显著图。该显著图能够保存比较完整的图像信息，是一种能提取清晰边界的全分辨率显著图。显著性区域满足如下条件。

(1) 强调最大的显著性目标。

(2) 强调整体显著性区域。

(3) 具有明确的显著目标边界。

(4) 不考虑由纹理、噪声和阻塞伪影带来的高频信息。

(5) 高效地输出全分辨率显著图。

图 4-5 所示为眼底图像及对应的显著图。在眼底图像质量评估中，依据图像的清晰度、对比度、黄斑及视盘部分在眼底图像上的可视度等因素来判定眼底图像质量的好

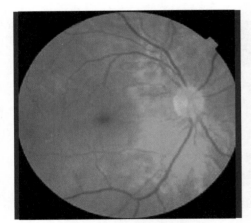
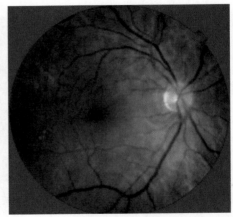

a. 可接受的眼底图像　　　　　　　　　b. 图a的显著图

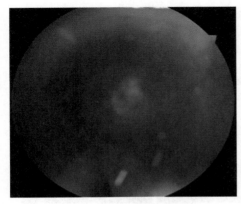

c. 不可接受的眼底图像　　　　　　　　d. 图c的显著图

图 4-5　眼底图像及对应的显著图

坏，将眼底图像分为"可接受的"和"不可接受的"两类。图 4-5a 和图 4-5c 分别表示可接受的眼底图像和不可接受的眼底图像，图 4-5b 和图 4-5d 分别为图 4-5a 和图 4-5c 对应的显著图，可以看出，我们所采用的显著图能很好地提取原始图像的视盘、黄斑、血管等重要信息，这些因素对眼底图像质量评估非常重要。

（三）微调深度网络

目前深度学习在许多领域的成功应用得益于海量数据对深度网络的训练。ImageNet 数据集、Places 和 MS COCO 等大型图像数据集在计算机视觉领域取得了一系列的突破，包括图像分类、对象检测和语义分割等，并促进了其他领域相关任务的突破。谷歌的智能回复系统已经实现了处理所有移动手机中回复任务的 10%，谷歌基于神经网络的机器翻译系统已经实现了超过 10 种语言对的产业化。这些模型是依靠大量的标签数据训练实现的，如 ImageNet 比赛的图像识别模型是在上百万的自然图像数据集上训练得到的，但在医学图像领域中，对于大量标注数据的获取是非常困难的，很难满足深度网络的训练要求并容易导致深度网络过拟合。利用迁移学习技术将从源任务中学习的知识应用于其他相关任务是非常有效的，因此使用深度网络进行医学图像处理任务时可以利用迁移学习处理小样本医学图像。尽管自然图像与医学图像有所不同，但两者具有相关性。在卷积神经网络中，较低的卷积层捕获低级图像特征如边缘、形状等信息，这是自然图像和医学图像共有的信息。由于在 ImageNet 上训练的模型能够捕获关于图像物体的构造及组成细节，因此可以将自然图像上得到的知识应用到医学图像上。

在深度学习中，对 ImageNet 或 Places 数据集预先训练的深度网络进行微调是迁移学习在深度学习中的一种方法，其原理是利用源领域和目标领域中共享的模型参数来优化目标领域的模型参数，实现不同领域数据的知识迁移，进而优化目标领域任务。图 4-6 所示为本方法采用 CNN 和迁移学习方法进行眼底图像质量分类的框图。在眼底图像质量分类任务中，我们使用自然图像训练得到的权值参数对网络结构进行初始化，进而通过眼底图像数据训练网络来优化网络参数并进行后续的图像质量分类任务。在微调 CNN 之前，首先对眼底图像进行预处理，移除包含冗余信息的背景区域，对数据进行平移、旋转操作以及对数据进行扩增来增加训练数据量。我们使用多种预训练模型对眼底图像进行训练，通过设置训练参数以及优化方式使眼底图像质量分类结果达到最好并选择最优模型，提取最优模型学习的特征并与显著图特征进行融合，并利用融合后的特征训练分类器。

（四）CNN 结构和实现

我们的算法使用 CNN 实现眼底图像质量分类任务。采用的网络结构来自 ImageNet 图像分类任务中的 VGG19 网络结构，该网络结构在多类别图像分类任务中性能优越，同时在本任务中，与当前典型的 CNN 结构（AlexNet、VGG16、GoogLeNet、Resnet-50）进行了对比，本算法使用的 VGG19 网络结构性能表现最好。图 4-7 所示为 VGG19 的网络结构，该网络共有 19 层：16 个卷积层和 3 个全连接层。卷积核的大小是 3×3，同

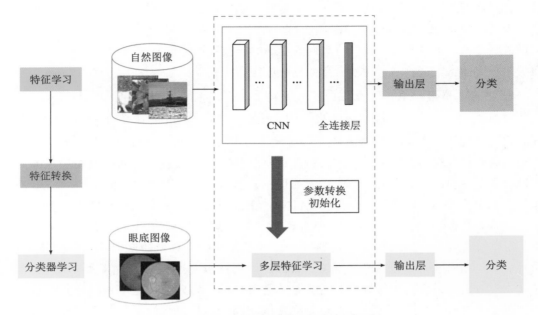

图 4-6　微调 CNN 的眼底图像质量分类框架

时使用多个 3×3 卷积核代替卷积核较大的卷积层，在减少参数的同时相当于进行了更多的非线性映射，增加网络的表达能力。最大池化层可以在减少网络参数的同时加快网络的训练速度。网络包括三个全连接层，其中前两个全连接层由内积 ReLU 形成，并且使用了 dropout 防止网络的过拟合，最后一个全连接层输出的神经元个数与分类任务的类别种类个数相同，本算法最后一个全连接层的输出神经元个数为 2。

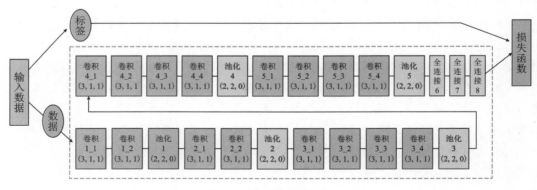

图 4-7　VGG19 网络结构

注：(3, 1, 1) 表示卷积核尺寸为 3、步长为 1、填充为 1

　　本算法的 CNN 使用 Caffe 框架实现。Caffe 框架可以在 GPU 下进行加速运算并且效率非常高。使用 Caffe 实现 CNN 结构时，需要将输入的眼底图像数据转换成 lmdb 格式来加快数据的读取速度。网络在训练时，首先使用 ImageNet 的参数对网络进行初始化，受限于数据量的大小，通过平移、旋转及翻转操作来增加图像的数量，并采用随机梯度下降对网络参数进行修正以训练网络，得到最终的分类模型，最后提取网络全连接层的特征并与显著性特征进行特征融合，最后训练 SVM 分类器。

(五) SVM 分类器

支持向量机（SVM）作为一种二分类模型是机器学习领域最常用的分类器，因其性能优异而被研究人员广泛使用，目前该学习方法已经广泛应用于医学影像领域，Adarsh 等利用基于核的 SVM 方法实现了糖尿病视网膜病变的自动诊断。因此在我们的工作中，也选用 SVM 作为我们眼底图像质量分类的最终分类器。SVM 的基本原理即在特征空间中找到一个超平面以最好地把两类特征向量分开，同时保证每一类到超平面的距离最大，原始的 SVM 分类器的目标函数为公式（4-1）：

$$min_{\omega, b} \frac{1}{2} \parallel \omega \parallel^2 + C \sum_{i=1}^{n} \xi_i$$

$$\text{s. t. } y_i(\omega \cdot x_i + b) - 1 + \xi_i \geqslant 0, \ i = 1, 2, \cdots n$$

$$\xi_i \geqslant 0, \ i = 1, 2, \cdots n \qquad (4\text{-}1)$$

为求解公式（4-1）方便，将上式转换为拉格朗日对偶问题，相应的公式（4-2）为

$$minW(\alpha) = \sum_{i}^{n} \sum_{j}^{n} y_i y_j \alpha_i \alpha_j (x_i \cdot x_j)$$

$$\text{s. t. } \sum_{i=1}^{n} y_i \alpha_i = 0$$

$$\forall i: 0 \leqslant a_i \leqslant C, \ i = 1, 2, \cdots n \qquad (4\text{-}2)$$

考虑到非线性问题，Boser 等在支持向量机中引入了核技巧，实现了将非线性问题转化为在高维空间的线性可分问题。引入核函数后，公式（4-2）转化为公式（4-3）：

$$minW(\alpha) = \sum_{i}^{n} \sum_{j}^{n} y_i y_j \alpha_i \alpha_j [\varphi(x_i) \cdot \varphi(x_j)]$$

$$\text{s. t. } \sum_{i=1}^{n} y_i \alpha_i = 0 K(x_i, x_j) = \varphi(x_i) \cdot \varphi(x_j)$$

$$\forall i: 0 \leqslant \alpha_i \leqslant C, \ i = 1, 2, \cdots n \qquad (4\text{-}3)$$

根据公式（4-3），我们可以获得核化的 SVM 的最优分类面，这里 $K(x_i, x_j)$ 即为核函数。

三、实验设计与结果分析

(一) 实验数据集

本文使用的数据集来自 EyePACS 公开数据集中的眼底图像。该数据集最初用于进行 DR 的分级诊断，2017 年新加坡 A * STAR（Agency for Science Technology and Research）组织对该数据集进行图像质量的标注。包括眼科专家在内的专业人士根据能否通过图像进行眼疾病诊断来进行质量标注。每张图片由至少三个人进行判断，根据少数服从多数原则来确定图像质量的标签。其中标签 1 表示质量良好的图像，代表其在医学上可以用于后续的诊断分析；标签 0 表示具有相反属性的低质量图像。从数据集

中随机选取 3 864 个原始样本作为训练集，随机选取 1 200 个原始样本作为测试集。其中训练集中包含 2 092 个标签为 1 的样本和 1 772 个标签为 0 的样本，测试集中包含 582 个标签为 1 的样本和 618 个标签为 0 的样本。

（二）评价指标

为了验证所提出的方法在眼底图像质量评估上的性能，实验使用分类准确率（accuracy，ACC）、特异性（specificity，SPE）、敏感性（sensitivity，SEN）和 ROC 曲线下方面积（the area under ROC curve，AUC）的值作为分类性能的度量来量化结果。分类准确度度量的是预测真实类标签的有效性，表示正确预测的样本个数占总样本的比例。特异性表示图像质量好的、可接受眼底图像被正确分类的比例，敏感性表示图像质量差的、不可接受眼底图像被正确分类的比例。AUC 值度量的是在二分类情况下，当随机取一个样本时，决策函数分配给正样本的得分高于负样本的概率，通常 AUC 值表示 ROC 曲线下的面积。

（三）实验结果与分析

将提出的算法与一些其他算法进行比较，分类结果如表 4-1、表 4-2 所示。在实验中，首先比较了本算法采用的卷积神经网络 VGG19 网络与当前典型的 CNN 在眼底图像质量评估上的分类性能。采用基于迁移学习原理微调 CNN 的方法，提取卷积神经网络的全连接层特征并训练 SVM 分类器，从表 4-1 中可以看出，使用迁移学习原理微调 CNN 均获得了较好的性能，这表明从自然图像学习到的知识可以迁移到医学图像上，从而有效地进行医学图像质量分类。同时 VGG19 网络在眼底图像质量分类表现度量上与其他 CNN 相比具有更好的结果，VGG19 网络获得了 96.78% 的准确率、97.08% 的敏感性、96.44% 的特异性以及 0.980 的 AUC 值。本算法将采用 VGG19 网络学习的特征与显著性特征进行特征融合。

表 4-1　不同 CNN 在眼底图像质量评估上的分类结果

方法	ACC（%）	SEN（%）	SPE（%）	AUC
AlexNet＋SVM	95.58	94.85	96.27	0.980
VGG16＋SVM	95.83	95.71	95.95	0.975
GoogLeNet＋SVM	96.67	94.50	96.76	0.974
ResNet-50＋SVM	96.08	96.39	95.79	0.982
VGG19＋SVM	96.78	97.08	96.44	0.980

本算法分类结果如表 4-2 所示。在实验中，提取 VGG19 网络的全连接层特征并组成一个 4 096 维的特征向量，接下来提取显著图特征（1 024 维特征向量），并将这两种特征分别归一化后进行连接，融合这两种特征成一个融合的特征向量，最后送入 SVM 进行分类。从表 4-2 可以看出，将显著性特征和卷积神经网络学习的特征融合的方法在分类表现度量上均获得了最好的结果，本算法获得了 97.24% 的准确率、97.08% 的敏

感性、97.25％的特异性以及0.993的AUC值，与单独使用CNN特征或单独使用显著图特征进行眼底图像质量分类相比有明显的提高。为了进一步地展示所提出方法的有效性，图4-8给出了不同方法的ROC曲线，通过图4-8可以看出，我们提出的算法在ROC表现上依旧取得了最好的结果。

表4-2　所提算法在眼底图像质量评估上的分类结果

方法	ACC（％）	SEN（％）	SPE（％）	AUC
Saliency＋SVM	91.92	92.44	91.43	0.956
VGG19＋SVM	96.78	97.08	96.44	0.980
所提算法	97.24	97.08	97.25	0.993

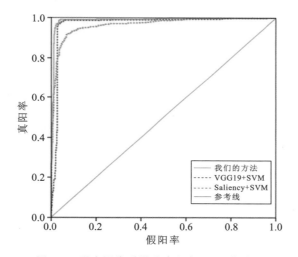

图4-8　眼底图像质量分类任务ROC曲线图

在深度卷积神经网络中，CNN作为特征提取器可以提取诸如边缘和局部对比度之类的简单特征并且可以从这些低层特征中学习到复杂的高层特征。为了展示卷积神经网络学习的信息，我们给出了VGG19网络中两个卷积层提取的一些特征图，如图4-9所示。图4-9a为输入网络的彩色眼底图像，图4-9b为VGG19网络中conv1_1卷积层提取的部分特征图，图4-9c为VGG19网络中conv2_1卷积层提取的部分特征图。可以看出，网络学习提取了眼底图像的几何信息如血管结构的边缘及视盘等相关的结构信息，并且网络逐层抽象更高的特征。

传统的基于手工特征的眼底图像质量评估方法已经被广泛应用于眼疾病自动诊断筛查系统中。但是，传统方法基于通用图像质量参数或结构图像质量参数，需要设计特定的手工特征，算法复杂度比较高，在新的数据集上泛化能力差，无法应用在较大的数据集上。鉴于此，提出了一种基于人类视觉系统的眼底图像质量评估方法，该方法利用人类视觉系统的处理信息方式，将基于卷积神经网络的监督信息和基于显著图

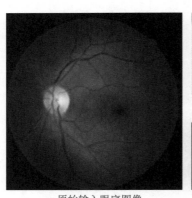
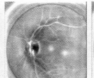
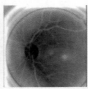

b.VGG19网络中卷积1_1卷积层提取的特征图

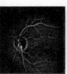
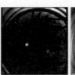
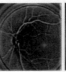
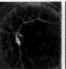

a.原始输入眼底图像　　　　　　　c.VGG19网络中卷积2_1卷积层提取的特征图

图 4-9　原始输入眼底图像及对应的两个卷积层提取的特征图

的无监督信息结合，进而构建分类器并进行眼底图像质量分类。在深度网络的学习中，使用迁移学习原理微调卷积神经网络的方法来提高分类性能。在较大的眼底图像数据集上的实验结果也验证了本算法的优越性，本算法在分类表现上具有最好的性能。

第三节　FA-Net 眼底图像质量评估算法

一、引言

对于眼疾病自动筛查系统而言，可接受的视网膜图像需要达到眼疾病诊断的标准。以 DR 自动诊断系统为例，图像中对正确诊断至关重要的部分必须是清晰可见的，例如血管和病变区域。人类更加关心视网膜的前景区域，忽略含有信息较少的背景区域。为了使 CNN 更适用于眼疾病筛查系统中的图像质量评估，我们设计了一种基于注意力机制的 FA-Net 网络结构。它包括两个部分：微调的 VGG19 主网络和基于前景提取的注意力网络。注意力网络用于提取疑似血管和病变区域，并赋予这些区域更高的学习权重以加强重要区域的学习。基于此，疑似血管和病变区域的权值将高于人们不关心的背景区域的权值。通过在 VGG19 网络结构中加入注意力网络，可以获得更好的性能。相比于传统的眼底图像质量评估模型，FA-Net 网络考虑了人类视觉系统和人类注意力机制，并且不依赖手工特征，具有更好的泛化性。使用了迁移学习的方法从 ImageNet 上初始化网络权重，以减少训练网络的时间并获得更高的分类准确率。

二、算法流程

FA-Net 总体流程见图 4-10。输入的眼底图像首先要经过数据预处理，预处理的过程包括数据归一化处理和数据扩增。归一化的目的是去除光照的影响。由于数据来自不同的眼底照相机，因而拍摄仪器的参数不同，会导致拍摄的眼底图亮度不同，通过归一化处理可以减少不同光照下拍摄的眼底图之间的差异。数据扩增指通过一些变换增加数据量。由于深度网络的训练需要大量的数据集，而现实数据集的规模无法满足训练的需要，因而一方面采用迁移学习的方法训练网络，另一方面通过数据扩增来避免过拟合，数据集经过扩充也可以使深度网络得到更加充分的学习。预处理后的眼底数据集会被送入卷积神经网络中进行训练。当网络的损失达到稳定时，保存训练好的网络参数，以便对新的眼底图像进行预测，最后输出预测结果。

　　FA-Net 基于 VGG19 网络并进行改进，引入了注意力机制，使眼底图像质量评估算法更适用于眼疾病的自动筛查系统。对于眼底图像质量分类任务，也具有更优异的性能。

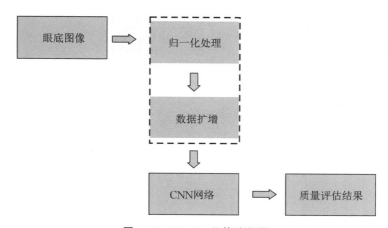

图 4-10　FA-Net 总体流程图

（一）眼底图像归一化处理

　　眼底图像数据集是在不同地区由使用不同参数的眼底照相机采集的，眼底图像尺寸各不相同且图像之间的光照差异很大。所以进行眼底图像质量评估时首先要对眼底图像进行归一化处理（图 4-11），具体步骤如下。

　　（1）对眼底图像进行缩放，使得处理后的图像中圆形眼底半径 R 相同。

　　（2）对眼底图像进行裁剪，裁剪出一个以 2R 为边长的正方形。

　　（3）对眼底图像进行高斯滤波，每一个像素点减去其局部均值，以减少光照影响。

　　图 4-11b 及图 4-11e 为归一化处理的中间结果图。当原始图片中有的眼底图像上下部分被截断，不是一个完整的圆形时，使长度方向上以眼底中心为原点的两边间距一致，对长方形图像上下进行填充，扩展为一个正方形。我们通过裁剪去除了部分眼底图像中黑色的背景区域。为了减少不同光照的干扰，按照公式（4-4）对眼底图像进行归一化处理：

$$I(x，y)=\alpha I^o(x，y)+\beta Gaussian(x，y，\rho)*I^o(x，y)+\gamma \qquad (4\text{-}4)$$

　　式中，$*$ 代表卷积操作，$I^o(x，y)$ 为归一化处理前的眼底图像。$I(x，y)$ 表示处理后的眼底图像。$Gaussion(x，y，\rho)$ 表示一个标准差为 ρ 的高斯低通滤波器。函数 $floor(X)$ 给出小于或等于 X 的最大整数。$\alpha，\beta，\rho，\gamma$ 的值根据经验分别设为 $\alpha=4$，$\beta=-4$，$\rho=10$，$\gamma=128$。归一化后的眼底图像见图 4-11c、图 4-11f。

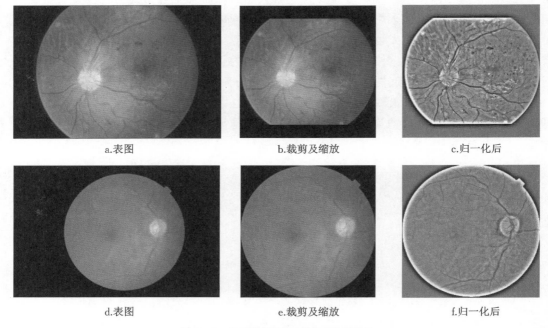

a.表图   b.裁剪及缩放   c.归一化后

d.表图   e.裁剪及缩放   f.归一化后

图 4-11　眼底图像归一化处理结果图

（二）眼底图像数据扩增

由于神经网络拥有上百万的参数量级，因而如果用于训练的数据集过小，很容易造成过拟合。数据扩增指在原始的数据集上通过一定的变换增加数据量。有了更多的数据，就可以更充分地学习到图像的深层特征，提升整体的网络性能。深度网络训练所需的数据量是巨大的，在实际中数千张的样本量是无法充分训练大型神经网络的。常用的数据扩增的方法有以下几种。

（1）垂直翻转或水平翻转。

（2）以不同角度旋转图片。

（3）向内缩放或向外缩放。

（4）对图片进行裁剪，在原始图片中进行采样。

（5）平移操作，图片沿 X 轴或 Y 轴方向移动。

（6）添加噪声，如高斯噪声。

（7）基于生成式对抗网络生成伪样本。

通过对图像进行 0°到 360°的随机旋转、随机水平方向或垂直方向翻转，以及随机水平或垂直方向平移来扩充眼底图像数据集，增加样本的数量，从而更充分地训练神经网络的参数。通过这些操作，训练集的数量增加了约 8 倍。

（三）FA-Net 网络

FA-Net 网络包括两个主要部分。第一部分是一个预训练的 VGG19 主网络，通过微调的方式训练主网络，一方面可以减少训练网络的时间，另一方面可以提高系统的鲁棒性。第二部分是基于前景提取方法的注意力权重网络。设计注意力权重图的原因是，对于眼疾病筛查系统的 IQA，眼底图像中并不是所有的区域都有着同等重要性。例如，对于 DR 筛查系统的 IQA，血管和病变区域要比眼底图像中的背景区域更重要。这些感兴趣区域必须清晰可见，否则可能会影响正确诊断。而对于背景区域，即使存在轻微模糊，在眼疾病诊断系统中也是可以接受的。此外，视网膜图像外围的黑色区域是不包含任何信息的。FA-Net 的网络结构见图 4-12。

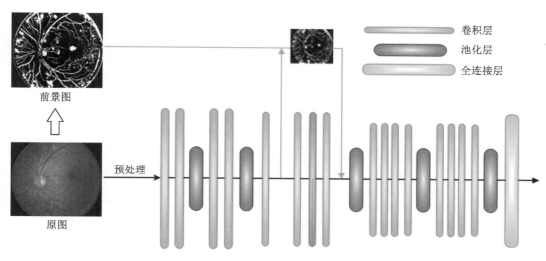

图 4-12　FA-Net 网络结构图

（1）F-Net：微调的 VGG19 主网络。在实际应用中，深层卷积神经网络由于层数较多、参数量巨大，因而满足深层网络训练需要的数据集非常稀少。如果从一开始就完全随机初始化训练参数，会导致网络收敛过慢，并且网络参数也无法被充分训练。常见的方法是，先基于大的数据集对深层卷积神经网络进行预训练，然后将训练好的 DCNN 的权值作为网络的初始设置。利用 ImageNet 对 VGG19 网络进行微调训练，即通过一个具有 2 个输出单元的全连接层代替原始网络中最后一个全连接层。VGG19 模型采用传统的 CNN 结构，包括 16 个卷积层、3 个全连接层以及 5 个池化层。池化层将输入图像的尺寸从 224×224 下采样到 7×7。以池化层作为分界线将所有卷积层分成 5 组，如图 4-13 所示，五组的卷积层个数分别为 2、2、4、4、4。

图 4-13 中标明了卷积层和池化层的参数细节。每个卷积核的尺寸都为 3×3，避免使用较大的卷积核可以减少网络参数。每个卷积层后都连有 ReLU 激活函数。Dropout 在第一个和第二个全连接层中使用，以 0.5 的概率将神经网络单元暂时丢弃以避免网络的过拟合。最后一个全连接层神经元个数为 2，其数量与任务的输出类别个数相同。

（2）A-Net：基于前景提取的注意力网络。前景相比于背景含有更多的信息，为了提

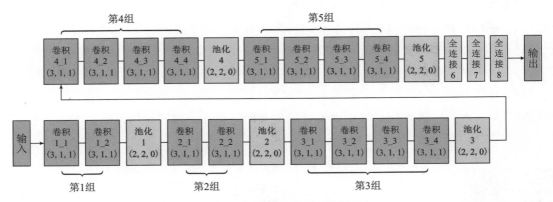

图 4-13　VGG19 网络结构图

注：（3，1，1）表示卷积核尺寸为 3、步长为 1、填充为 1

取前景部分的像素，计算每个像素点邻域内的均值 μ_N（x，y）和标准差 σ_N（x，y），领域大小为 s，前景像素可以根据每一个像素点（x，y）的 Mahalanobis 距离 d_M 进行提取。d_M 可根据邻域均值和标准差获得，如公式（4-5）所示。

$$d_M = \mid \frac{I(x,\ y) - \hat{\mu}_N}{\hat{\sigma}_N} \mid > t \qquad (4\text{-}5)$$

式中，I（x，y）代表眼底图像。选取合适的阈值 t，当 Mahalanobis 距离大于 t 时，该像素点（x，y）属于前景区域，否则属于背景区域。邻域均值和标准差可以根据逐点计算获得，但是为了节省时间和计算量，采用下采样和双三次插值技术来进行取样估计。$\hat{\mu}_N$ 和 $\hat{\sigma}_N$ 是通过取样估计获得的邻域均值和标准差。前景提取的结果见图 4-14。其中图 4-14a 为原始图像，图 4-14b 为通过 Mahalanobis 距离提取的前景图，为二值前景图。接下来，将前景图划分为不重叠的 4×4 大小的子区域，并计算每个子区域像素值的和，以 W（i，j）表示。此时，注意力图的尺寸缩小为 1/16，与经过两个池化层所得到的特征图同一尺寸。最后，通过公式（4-6），将注意力图的像素值标准化到 ［0，1］，得到注意力权重图，如图 4-14c 所示。注意力权重图表示视网膜图像中不同区域重要性的权重系数。

$$W_{normalized} = \frac{W(i,\ j) - \min W(i,\ j)}{\max W(i,\ j) - \min W(i,\ j)} \qquad (4\text{-}6)$$

将得到的注意力权重图加入 VGG19 主网络中，会影响 CNN 参数的训练。将 VGG19 主网络第 3 组中第一个卷积层输出的特征图和注意力权重图对应的像素点相乘，得到的特征图再和第 3 组中最后一个卷积层输出的特征图元素加和。则第三个池化层处理的便是加权后的特征图。注意力权重图用来描述不同子区域的重要性，并在网络训练过程中分配相应的学习权重。通过注意力网络可以从视网膜图像中学习到更加有用的信息。最后，主网络的特征图通过全连接层和 Softmax 层得到分类结果。

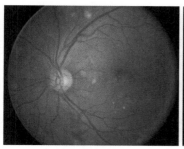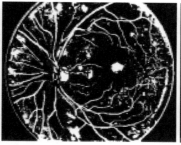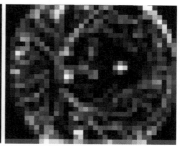

a.原始图像　　　　　　　b.二值前景图　　　　　　c.注意力权重图

图 4-14　注意力图生成过程

三、实验设计与结果分析

(一)实验数据集

使用 Kaggle DR 眼底图像质量数据集验证所提出方法的有效性。训练集包含 2 894 个样本，测试集包含 2 170 个样本。对于训练集，有 1 607 个样本标签为 1，1 287 个样本标签为 0。数据扩增后，共有 26 046 幅眼底图像用于训练卷积神经网络。测试集包含 1 085 个标签为 1 的样本和 1 085 个标签为 0 的样本。测试集中质量好和质量差的样本数为 1∶1。对测试集样本不做数据扩增处理。

(二)训练策略

本算法通过微调的方法训练网络。如果从头开始训练网络，网络中参数的初始化值是随机的。由于 CNN 中参数量很大，我们提供的样本数量较小，因此从头开始训练网络会使得模型的泛化能力较差。我们知道浅层神经网络提取的是轮廓、边缘之类的基本特征，深层网络提取的是更加抽象的特征，而全连接层可以对整体的特征进行整合从而产生评估结果。通过微调的方法，用一个在较大数据集上训练好的网络参数初始化我们的网络权重。虽然数据集之间存在较大差异，而且学习任务也不相同，但其较浅层的卷积层所提取的特征都为边缘和轮廓的基本特征。这些层的网络参数在大的数据集上已经被很充分地训练过了，可以在我们的学习任务中直接使用。我们去除了最后一个全连接层，并用一个具有 2 个输出神经单元的新的全连接层代替。在学习率的设置上，将最后一个全连接层的学习率提高了 10 倍，新的全连接层参数更新会更快，以便对新的任务更好地学习。此外，前两个卷积层的参数学习率为 0，对前两层的卷积层参数不做更新，其余每层的学习率都保持不变。本算法使用 ImageNet 上训练好的网络来初始化权重，使网络具有良好的初始设置。

对于 AlexNet、GoogLeNet、VGG16、ResNet-50 和 Inception-ResNet-V2 网络结构，训练数据直接输入到具有预训练权重参数的网络中。对于输入数据的尺寸，AlexNet 的为 227×227，其他网络为 224×224。我们提出的 FA-Net 网络，其输入数据大小为 224×224。此外，我们使用随机梯度下降来优化网络的损失函数，训练过程在安装有 NVIDIA-GTX1080 GPU 的工作站上进行。使用的深度学习平台为 Tensor-Flow，数据预处理等过程调用了 OpenCV 工具包。

（三）实验结果与分析

首先，将五种经典的 CNN（AlexNet、GoogLeNet、VGG、ResNet 和 Inception-Resnet-V2）应用于眼底图像质量分类任务。这些 CNN 架构分别在 2012 年、2013 年、2014 年、2015 年和 2016 年提出，并在诸多领域取得了优异的成果。对于所有的网络都采用了图像归一化预处理、数据扩增和微调训练的方法。

表 4-3 为基于不同卷积神经网络模型得到的眼底图像质量评估的 ACC 和 AUC。从实验结果可以看出，通过微调方法训练的网络都能够具有较好的性能，这表明了从自然图像分类任务中学习到的知识可以有效地迁移到视网膜图像质量分类任务上，虽然二者之间的数据集存在一定差异。不同经典 CNN 的实验结果对比可以看出，VGG19 对于眼底图像质量评估任务有着更好的性能，实现了 97.21% 的分类准确率，略优于 VGG16。

表 4-3　基于 CNN 的眼底图像质量评估算法的结果

方法	ACC（%）	AUC
AlexNet	96.53	0.991
GoogLeNet	97.04	0.994
VGG16	96.87	0.992
VGG19	97.21	0.994
ResNet-50	96.20	0.991
Inception-ResNet-V2	94.00	0.987
FA-Net	97.65	0.995

实验中的所有深度学习算法都是基于注意力机制的，综合考虑了影响眼底图像质量的多个因素，由于不依赖人工设计的特征，所以基于深度学习的眼底图像质量评估方法具有更好的泛化性能。但是这些 CNN 模型没有对人类的视觉注意力加以考虑。例如，对于眼底图像质量的判断，人类会更加关注图像中的病变区域、血管等是否清晰无遮挡。FA-Net 模型将人类的视觉注意机制引入到 CNN 体系结构中，优于现有方法，实现了 97.65% 的最高分类准确率。与单纯的 VGG19 相比，高出 0.44%，实验结果验证了加入注意力网络的有效性。FA-Net 网络可以增加对视网膜图像中前景区域特征信息的学习，更适用于眼底图像质量评估。

FA-Net 网络和基于人工设计特征的非深度学习算法的 ACC 和 AUC 值如表 4-4 所

示。实验结果可以看出，基于深度学习的方法要优于传统的方法。图 4-15 为三种不同方法的 ROC 曲线图，红色曲线为 FA-Net 的 ROC 曲线。蓝色和绿色曲线为两种传统方法的 ROC 曲线。传统的方法通过人工设计特征，不需要大的数据集训练网络，但这种手工设计的特征很难泛化到新的数据集。并且容易忽略眼底图像质量评估中的结构图像质量参数，即眼底图像中的基本结构如血管、视盘、黄斑等主要区域的清晰度。从 ROC 曲线中可以看出 FA-Net 具有更好的性能，取得了 97.65％ 的分类准确率和 0.995 的 AUC 值。

表 4-4　**FA-Net 网络分类结果与传统算法评估结果**

方法	ACC（%）	AUC
Saliency＋SVM	91.92	0.956
HOG＋SVM	95.58	0.980
FA-Net	97.65	0.995

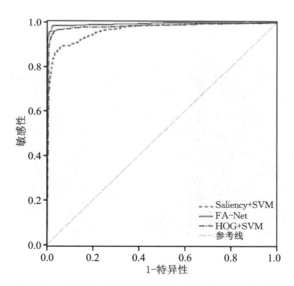

图 4-15　**不同眼底图像质量评估算法的 ROC 曲线图**

此外，为了评估数据归一化和数据扩增对眼底图像质量评估模型性能的影响，使用 GoogLeNet 作为默认的模型框架，分别测试其去除数据归一化和数据扩增后的分类准确率。在所有 CNN 中，GoogLeNet 的参数量最小，同时具有相对较高的准确率。表 4-5 为 GoogLeNet、GoogLeNet-NP（没有数据归一化的模型）、GoogLeNet-NA（没有数据扩增的模型）的准确率。在眼底图像归一化处理的帮助下，模型的精度提高了 0.92％，验证了归一化处理的有效性。由于不同眼底图像光照差异较大，因此眼底图像归一化预处理是必要的。此外，数据扩增对模型也有一定的提升作用，数据扩增和没有数据扩增的分类准确率分别为 97.04％（GoogLeNet）、96.49％（GoogLeNet-NA）。

表 4-5　GoogLeNet、GoogLeNet-NP、GoogLeNet-NA 的分类准确率

方法	ACC（％）
GoogLeNet	97.04
GoogLeNet-NP	96.12
GoogLeNet-NA	96.49

图 4-16 显示了一幅眼底图像中不同区域位置所对应的不同权重。0 代表重要性最低，用深蓝色表示，255 代表重要性最高，用深红色表示。从图 4-16b 中可以看出，一幅眼底图像中大部分区域的权重非常低，权重较大的区域所占面积是相对较小的。这也符合人类的视觉注意力机制。在 DR 患者的眼底图像中，具有较大值的权重主要位于血管和病变区域（如微动脉瘤和渗出物），视盘、黄斑等主要眼结构也有较大权重值，而人类不关心的视网膜图像的背景区域权重值很小，代表其被忽略，这也正是我们所期望的。这表明了基于前景提取的注意力网络结构的有效性。

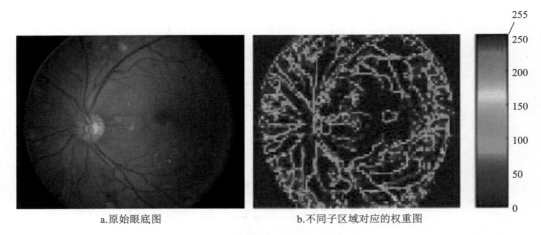

a.原始眼底图　　　　　　　　b.不同子区域对应的权重图

图 4-16　眼底图像不同区域对应的权重图

深度神经网络的训练需要较长的时间，一旦模型训练完毕，便可对未知的数据进行预测，而预测过程是十分快速的。以网络复杂度最高的 Inception-ResNet-V2 为例，其预测一张图片所需要的时间约为 0.8 秒。所以，通过卷积神经网络进行眼底图像质量评估能够满足实时性的要求。而传统的方法需要先进行特征提取然后再通过分类器得到分类结果。由于所采用的分类器计算量较小，所以传统方法预测所需的时间主要取决于特征提取算法的复杂度。一幅图像 HOG 特征提取的时间约为 0.9 秒，显著图特征提取的时间约为 0.3 秒。

第四节 👁 传统的低质量眼底图像增强算法

除规范眼底照相采集流程外，智能眼科专家一直尝试对眼底图像进行增强，通过技术手段提高图像的清晰度、亮度、对比度，进而降低后续诊断的误诊率并提高 CAD 系统的精度。传统的低质量眼底图像增强算法主要分为基于直方图的算法和基于 Retinex 的算法。

一、基于直方图的算法

直方图是图像最基本的统计特征，反映图像在亮度范围内的分布。在直方图中，横坐标是 0～255 的亮度值，0 显示为黑色，255 显示为白色；纵坐标是对应亮度值的像素个数占图像像素总数目的比例。彩色图像有红、绿、蓝三个通道，每个通道的亮度值都在 0～255。图 4-17 展示了彩色眼底图像及其在三个通道的直方图，直方图中 0 亮度像素对应眼底图像的黑色背景区域。红色通道的亮度集中在 100～200 的范围，绿

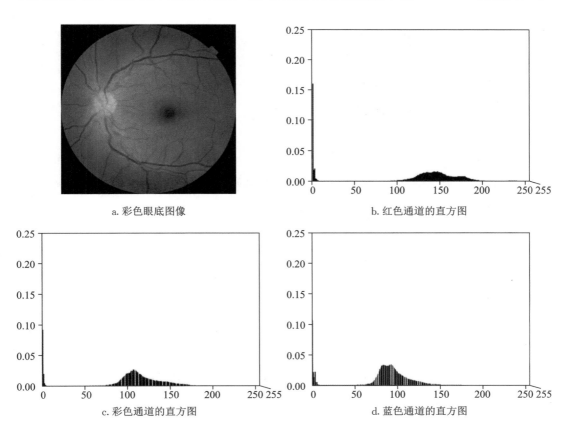

a. 彩色眼底图像　　　　　　　　　　b. 红色通道的直方图

c. 彩色通道的直方图　　　　　　　　d. 蓝色通道的直方图

图 4-17　彩色眼底图像及三通道的直方图

色通道的亮度集中在 75～175 的范围，蓝色通道的亮度集中在 75～150 的范围，三个通道的亮度值区间和分布情况各不相同。

限制对比度自适应直方图均衡化（CLAHE）是应用最广泛的眼底图像增强方法。CLAHE 增强后的眼底图像及各通道的直方图见图 4-18。与原始图像相比，增强后图像的直方图近似于正态分布，在原本的主要亮度区间中分布得更均匀。图像的血管更加清晰，但血管周围显示绿色，出现了色彩失真。为了解决 CLAHE 增强眼底图像时出现的色彩失真及细节损失问题，已有很多学者对此进行研究。2013 年，Setiawan 等用 CLAHE 方法增强 RGB 颜色模型中的绿色通道，再将其与原始的红色通道、蓝色通道相融合得到增强后的眼底图像。这种方法有一定的增强效果，但是破坏了颜色信息。结合眼底图像的灰度对比度和动态范围较低的特点，2014 年，Jintasuttisak 等使用 CLAHE 中的瑞利变换增强非线性色彩-饱和度-强度（nonlinear hue-saturation-intensity，iNHSI）颜色模型中的强度分量，以保持眼底图像的颜色信息。2016 年，Shamsudeen 等研究了用 CLAHE 增强眼底图像时能提供最大的灰度对比度和最好的图像质量所需要处理的颜色模型、通道和直方图规范化。作者将瑞利直方图、均匀直方图和指数直方图规范分别应用于 RGB 模型和 HSV 模型的分量通道，并对增强后图像点质量进行定性评估。结果表明，均衡 RGB 模型的绿色通道，并使用指数直方图进行

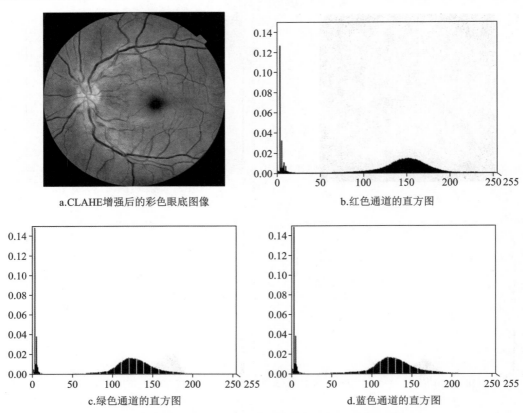

a.CLAHE增强后的彩色眼底图像　　　　b.红色通道的直方图

c.绿色通道的直方图　　　　d.蓝色通道的直方图

图 4-18　CLAHE 增强后的彩色眼底图像及三通道的直方图

规范化是增强眼底图像的最佳选择。2018 年，Mei Zhou 等对 HSV 颜色空间的值通道进行伽马校正得到亮度增益矩阵，分别增强 RGB 颜色模型的三通道，再通过 CLAHE 提高 Lab 颜色空间的亮度通道。

二、基于 Retinex 的算法

Retinex 算法是一种模拟人类视觉的亮度和颜色感知的图像增强算法，许多学者将其应用于眼底图像增强。人类视觉系统观察到的颜色是由物体对三原色（红色、绿色、蓝色）的反射能力决定的，物体的颜色不受光照的干扰。Retinex 算法可以在色彩恒常性、动态范围压缩和边缘增强三个方面达到平衡。单尺度 Retinex 算法（Single Scale Retinex，SSR）用高斯函数与图像进行卷积表示入射分量，如公式（4-7）所示：

$$R_i(x, y) = \ln I_i(x, y) - \ln[G(x, y) * I_i(x, y)] \tag{4-7}$$

式中，$i = 1$、2、3 分别代表红、绿、蓝三通道，$G(x, y)$ 是高斯函数，其表达式如公式（4-8）：

$$G(x, y) = K \cdot \exp(-\frac{x^2 + y^2}{c^2}) \tag{4-8}$$

式中，c 表示尺度参数，决定高斯函数的邻域大小。c 越小，图像的局部细节越突出，但会出现色彩失真；c 越大，图像的颜色越自然，但细节信息保留得少。K 为归一化常数，使高斯函数满足公式（4-9）：

$$\iint G(x, y) \, dx \, dy = 1 \tag{4-9}$$

SSR 算法的尺度参数在同一时间唯一，难以平衡色彩恒定性和细节信息。为了弥补这一不足，多尺度 Retinex 算法（Multi Scale Retinex，MSR）选取不同的尺度参数，并对结果加权求和。实验发现，MSR 算法在处理彩色图像时出现泛白的情况，Zhu 等对 MSR 算法的结果乘以色彩恢复函数，进一步提出带色彩恢复的多尺度 Retinex 算法（Multi Scale Retinex with Color Restoration，MSRCR），如公式（4-10）所示：

$$R_{MSRCR\,i}(x, y) = \beta \cdot \ln[\alpha \cdot I_i(x, y) / \sum_i I_i(x, y)] \cdot R_{MSR\,i}(x, y) \tag{4-10}$$

式中，β 为增益常数，α 为受控制的非线性强度。MSRCR 算法通过调节三原色的比例，解决了色彩失真的问题。

第五节　基于深度学习的低质量图像增强算法

一、引言

近些年来，基于学习的图像增强算法随着深度卷积神经网络的发展而普遍应用于图像增强领域。作为近年来无监督学习最具前景的方法之一，生成对抗网络（generative adversarial network，GAN）将图像生成、增强和超分辨率重建等领域推向了一个新的高度。GAN 提出于 2014 年，由于其在图像生成任务中的优越性能，对抗训练思想被许多学者广泛研究和应用，GAN 的各种变体也不断被提出。GAN 的基本思想为通过生成器和判别器在训练过程中不断优化损失函数，使神经网络生成的图像尽可能接近原始图像。Ledig 等将 GAN 应用于超分辨率重建，其提出的 SRGAN 算法在重建自然图像时具有逼真的视觉效果。Isola 等提出的 Pix2Pix 网络在受匹配条件约束的情况下完成了端到端的图像生成任务。考虑到临床医学影像数据较少，且难以获得同一病人不同成像质量的成对图像，Pix2Pix 网络在临床中并没有得到广泛应用。循环生成对抗网络（cycle-consistent adversarial network，CycleGAN）通过使用数量双倍于 Pix2Pix 网络的生成器与判别器，突破了 Image2Image 图像生成任务中必须输入成对数据的限制，其提出的循环一致性损失保证了图像在原始域和增强域两个域之间转换的准确性。

最近几年，注意力机制在图像分类分割、语音识别和自然语言处理等不同类型不同领域的任务中被广泛使用。注意力机制从本质上讲和人类的视觉选择机制类似，核心都是从众多信息中选择出对当前任务影响最大的特征。深度学习中的注意力机制按照特征权重赋予方式可以分为两大类，分别为空间层面（spatial）的注意力机制和通道层面（channel）的注意力机制。Google 深度学习小组 Szegedy 等提出的 Inception 结构使用了多尺度感受野，是在空间层面上提升网络性能的代表结构。Hu 等提出的 SENet 则是在通道层面上对特征信息进行重新整合。SENet 中提出的 SE 模块是一种对网络中单张特征图进行权重赋予的策略，通过网络自动学习当前通道中每张特征图的权重，然后根据每张特征图的权重对当前特征进行加权。SE 模块在提升模型重要特征权重的同时也抑制了模型中的无效特征。CBAM 模块可以看作是 SE 模块在空间维度上的延伸版本。CBAM 模块在通道和空间两个维度上分别计算特征重要性，既考虑了当前通道中每一张特征图的权重，又考虑了每一张特征图中每一个像素点的权重，是一种更加简单高效的注意力算法。

我们提出一个基于 CycleGAN 框架的视网膜图像增强网络，名为 Cycle-CBAM，该网络实现了从低质量眼底图像到高质量眼底图像的迁移。

二、方法框架

（一）CycleGAN 网络结构

CycleGAN 网络原理见图 4-19，定义低对比度眼底图像样本空间为 X，高质量眼底图像样本空间为 Y，我们基于 CycleGAN 框架进行眼底图像增强，即实现眼底图像从低质量到高质量的转换。

根据图 4-19a，CycleGAN 由两个生成器 G_{X2Y}、G_{Y2X} 和两个判别器 D_X、D_Y 组成。作为本网络的学习目标，生成器 G_{X2Y} 将 X 域图像映射为 Y 域图像，生成的高质量眼底图像使用判别器 D_Y 鉴别是否为真实图像。上述 G_{X2Y} 和 D_Y 构成一个基础 GAN 网络结构，训练该网络结构时的对抗损失如公式（4-11）所示：

$$L_{GAN}(G_{X2Y}, D_Y, X, Y) = E_{y\sim Y}[\log D_Y(y)] + E_{x\sim X}[\log(1 - D_Y(G_{X2Y}(x)))]$$

$$(4-11)$$

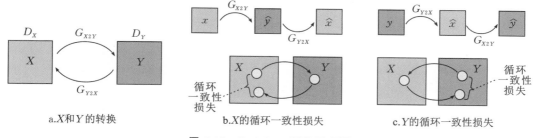

图 4-19 CycleGAN 网络原理图

同理，生成器 G_{Y2X} 和判别器 D_X 则构成另外一个将 Y 域图像映射为 X 域图像的基础 GAN 网络结构，网络对抗损失如公式（4-12）所示：

$$L_{GAN}(G_{Y2X}, D_X, Y, X) = \mathrm{E}_{x \sim X}[\log D_X(x)] + \mathrm{E}_{y \sim Y}[\log(1 - D_X(G_{Y2X}(y)))]$$

$$(4-12)$$

将上述两个基础 GAN 网络进行拼接则得到 CycleGAN 网络框架。对于 GAN 网络，仅仅使用对抗损失进行训练极易出现模式崩塌（mode collapse）现象，即生成器 G_{X2Y} 将所有 X 域中的图像都映射到 Y 空间的同一结果上，使模型损失函数无效化。同时 GAN 并没有对每个输入特征的映射过程进行限制，这也导致无法保证输入 x 能得到我们想要得到的对应结果 y。为了解决此类问题，CycleGAN 中引入了循环一致性损失（cycle consistency loss）。

如图 4-19b 所示，生成器 G_{X2Y}、G_{Y2X} 分别实现图像在 X、Y 两个域之间的转换，为了对生成器的生成结果进行限制，考虑到当图像 x 经过 G_{X2Y} 后得到 Y 域图像 $\hat{y}$，那么图像 $\hat{y}$ 再通过 G_{Y2X} 得到的 X 域图像 $\hat{x}$ 便可以看作是两个生成器对原始图像 x 的编码解码结果。循环一致性损失由计算 x 和 $\hat{x}$ 图像像素点之间的 L1 范数求得，网络训练时通过最小化循环一致性损失对生成器 G_{X2Y} 进行约束。图像转换重构过程 $x \rightarrow G_{X2Y}(x)$ $\rightarrow G_{Y2X}(G_{X2Y}(x)) \approx x$ 可以简写如公式（4-13）所示：

$$G_{Y2X}(G_{X2Y}(x)) \approx x \qquad (4-13)$$

同理，图 4-19c 中使用 $y \rightarrow G_{Y2X}(y) \rightarrow G_{X2Y}(G_{Y2X}(y)) \approx y$ 图像重构得到的循环一致性损失对生成器 G_{Y2X} 进行约束。重构过程简写如公式（4-14）所示：

$$G_{X2Y}(G_{Y2X}(y)) \approx y \qquad (4-14)$$

综上，CycleGAN 循环一致性损失计算公式（4-15）如下所示：

$$L_{cyc}(G_{Y2X}, G_{X2Y}, X, Y) = \mathrm{E}_{x \sim X}[\|G_{Y2X}(G_{X2Y}(x)) - x\|_1]$$
$$+ \mathrm{E}_{y \sim Y}[\|G_{X2Y}(G_{Y2X}(y)) - y\|_1] \qquad (4-15)$$

结合 $X \rightarrow Y$ 以及 $Y \rightarrow X$ 两个 GAN 网络自带的对抗损失函数，CycleGAN 网络总损失函数如公式（4-16）所示：

$$L(G_{Y2X}, G_{X2Y}, D_X, D_Y) = L_{GAN}(G_{Y2X}, D_X, X, Y) + L_{GAN}(G_{X2Y}, D_Y, X, Y)$$
$$+ \lambda L_{cyc}(G_{Y2X}, G_{X2Y}, X, Y) \qquad (4-16)$$

其中超参数 λ 用来控制循环一致性损失在网络总损失中的权重。

在训练网络时的优化目标如公式（4-17）所示：

$$G_{X2Y}{}^*, G_{Y2X}{}^* = \arg \min_G \max_D L(G_{Y2X}, G_{X2Y}, D_X, D_Y) \qquad (4\text{-}17)$$

其中，G 表示生成器 G_{X2Y} 和 G_{Y2X}，D 表示判别器 D_X 和 D_Y。与 GAN 网络训练流程一致，CycleGAN 中生成网络和判别网络交替训练更新参数。CycleGAN 网络训练步骤如下。

（1）随机初始化生成器 G_{X2Y} 和 G_{Y2X} 参数。

（2）冻结生成器网络参数，通过最大化损失 $\max L$（G_{Y2X}，G_{X2Y}，D_X，D_Y）训练判别器网络。

（3）冻结判别器网络参数，通过最小化损失 $\min L$（G_{Y2X}，G_{X2Y}，D_X，D_Y）训练生成器网络。

（4）重复步骤（2）（3）直到网络达到预设迭代次数 n。

（二）注意力模块

CBAM 模块结构示意图见图 4-20。

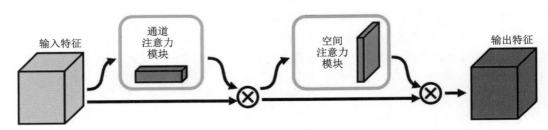

图 4-20 CBAM 模块结构图

在 CBAM 模块中，输入特征分别经过通道注意力模块和空间注意力模块后得到输出特征。假设输入特征 F 的维度为 $F \in R_{C \times H \times W}$，通道注意力模块输出特征图维度为 $M_C \in R_{C \times 1 \times 1}$，空间注意力模块输出维度为 $M_S \in R_{1 \times H \times W}$。CBAM 模块特征加权表达式如公式（4-18）所示：

$$F' = M_C(F) \otimes F$$
$$F'' = M_S(F') \otimes F' \qquad (4\text{-}18)$$

式中，$\otimes$ 表示两张特征图之间元素的点乘操作，首先输入特征 F 与通道注意力特征图 M_C（F）点乘得到 F'，然后计算 F' 的空间注意力特征图 M_S（F'），最后将 F' 与 M_S（F'）点乘得到最终特征加权结果 F''。

CBAM 的通道注意力模块和 SE 模块一样，都是对特征图的空间维度进行压缩而仅仅保留通道数量特征。对比 SE 模块使用全局平均池化方式，CBAM 通道注意力模块在空间维度上分别使用了全局最大池化和全局平均池化两种池化方式。两类池化结果分别经过多层感知机进行特征整合，最后在通道层面上将两类结果逐像素求和并经过 sigmoid 激活得到通道注意力特征图。CBAM 通道注意力模块结构如图 4-21 所示。

CBAM 通道注意力模块计算如公式（4-19）所示：

$$M_C(F) = \sigma\{MLP[AvgPool(F)] + MLP[MaxPool(F)]\}$$
$$= \sigma\{W_1[W_0(F_{avg}^c)] + W_1[W_0(F_{max}^c)]\} \qquad (4\text{-}19)$$

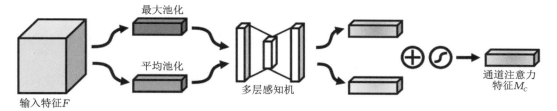

图 4-21　CBAM 通道注意力模块结构图

式中 σ 为 sigmoid 激活函数，MLP 表示多层感知机，W_0 和 W_1 为 MLP 中隐藏层权重，两者维度分别为 $W_0 \in R^{C/r \times C}$，$W_1 \in R^{C \times C/r}$。网络中所有 CBAM 通道注意力模块的多层感知机共享参数，同时默认隐藏层 W_0 后衔接一个 ReLU 激活函数。

CBAM 空间注意力模块同样使用了最大池化和平均池化两种池化方法。类比 CBAM 通道注意力模块在空间维度上对特征进行压缩，CBAM 空间注意力模块则是在通道维度上对特征进行压缩。首先将两种池化方式生成的特征图在通道维度上叠加，然后使用一个感受野大小为 7（7 的卷积核进行卷积，最后使用 sigmoid 函数将卷积结果归一化到 0～1 之间，输出结果即为空间注意力特征图。CBAM 空间注意力模块结构见图 4-22。

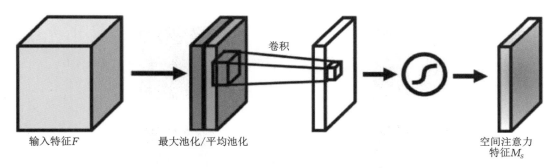

图 4-22　CBAM 空间注意力模块结构图

空间注意力模块计算如公式（4-20）所示：
$$M_S(F) = \sigma\{f^{7 \times 7}[AvgPool(F); MaxPool(F)]\}$$
$$= \sigma\{f^{7 \times 7}[(F_{avg}^s; F_{max}^s)]\}$$
（4-20）

其中 σ 为 sigmoid 激活函数，$f^{7 \times 7}$ 表示感受野大小为 7（7 的卷积核。

作为一个轻量级的通用模块，与 SE 模块一样，CBAM 模块可以融入几乎所有主流分类网络中，在承担少量额外的网络参数与计算量的同时很大程度上提升了网络性能。

（三）Cycle-CBAM 网络

为了解决由训练图像不成对导致的纹理细节退化，引入 CBAM 卷积注意力模块增强 CycleGAN 采样网络的特征提取能力。在验证 Cycle-CBAM 增强效果时，对增强后的眼底图像分别进行定量分析和定性分析，并构建一个 DR 分类网络，进行增强效果评价。分别将经过 CycleGAN 和 Cycle-CBAM 增强前后的眼底图像输入 DR 分类网络，通过比较两者的分类精度，最终得到 Cycle-CBAM 对视网膜眼底图像的增强效果。实验表明，将 CBAM 集成到 CycleGAN 中得到的 Cycle-CBAM 网络具有优于 CycleGAN 的性能。

CycleGAN 网络生成图像的质量很大程度上取决于模型中生成器的选择，使用特征提取能力较弱的生成网络会导致结果图像中出现纹理细节退化等现象。本节在 CycleGAN 生成网络中引入 CBAM 卷积注意力模块，进而增强 CycleGAN 采样网络的特征提取能力，对生成结果的微小细节进行优化。

Cycle-CBAM 眼底图像增强网络结构见图 4-23，Cycle-CBAM 网络可以分为左右两个子网络，分别对应 $x \rightarrow G_{X2Y}$（x）$\rightarrow G_{Y2X}$（G_{X2Y}（x））以及 $y \rightarrow G_{Y2X}$（y）$\rightarrow G_{X2Y}$（G_{Y2X}（y））两个图像转换重构过程。

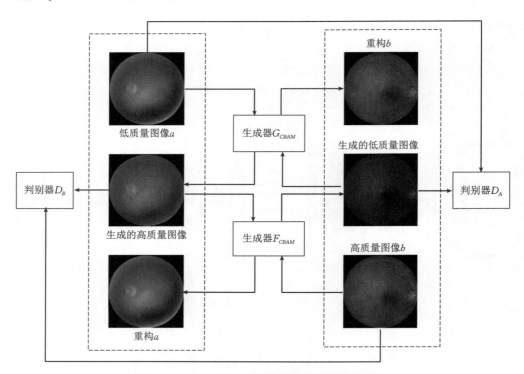

图 4-23　Cycle-CBAM 眼底图像增强网络结构图

生成器 G_{X2Y} 和 G_{Y2X} 为全卷积网络结构，根据功能的不同可分为下采样模块、特征整理模块和上采样模块三个部分。下采样模块包含 3 层卷积层，对应卷积核数量分别为 64、128、256，第一层卷积层使用大小为 7（7 的卷积核，步长为 1，余下 2 层使用大小为 3（3 的卷积核，步长为 2。下采样模块主要将输入图像中包含的信息转换为特征向量，而特征整理模块则是对特征再次进行整合，以提取全局高维信息。堆叠 9 个残差模块（resblock）作为特征整理网络，且每一个残差模块中均使用了 CBAM 注意力模块。原始残差模块结构与 ResNet34 中残差模块一致，在融入 CBAM 注意力机制后，CBAM 残差模块结构，如图 4-24 所示。

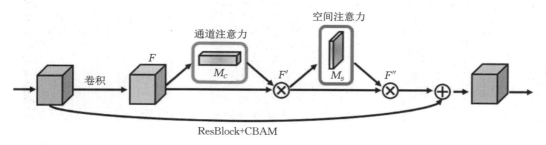

图 4-24　CBAM 结构图

可以看到，通道注意力和空间注意力的提取步骤添加在残差模块中的卷积步骤和恒等连接之间。上采样模块则包含两层卷积核大小为 3（3 的转置卷积层，卷积核数量分别为 128、64，步长均为 2。最后网络再使用大小为 7（7 的卷积核将输出结果 64 维转换成 3 通道彩色图像。

判别器 D_X、D_Y 并没有融入 CBAM 注意力机制，而是通过借鉴 PatchGANs 方法来减少判别网络参数数量。判别器分别对从原图中截取的各个 N（N 大小的子图进行判断，最终根据多数投票原则得到分类结果。判别器包含 5 个卷积层，对应卷积核数量分别为 64、128、256、512、1，步长分别为 2、2、2、1、1。

三、实验结果分析

选择 CLAHE、联合滤波和直方图均衡化混合算法（Fusion-based）、具有鲁棒性的多尺度 Retinex 算法（Robust Retinex）、CycleGAN 和 Cycle-CBAM 对低质量眼底图像进行增强。为了更好地评价 Cycle-CBAM 模型性能，构建了一个 DR 分类网络使对增强前后的相同眼底图像进行 DR 级别五分类。通过对比分类评价指标从侧面验证 Cycle-CBAM 眼底图像增强网络的有效性。使用不同算法增强曝光不足眼底图像和模糊眼底图像的结果见图 4-25 至图 4-28。

图 4-25 和图 4-26 中展示各类图像增强算法对于曝光不足眼底图像的增强结果。图中 a 为未经过增强的原始图像，b～f 分别对应经过 CLAHE、Fusion-based、Robust Retinex、CycleGAN 和 Cycle-CBAM 算法增强后的眼底图像。对比各个算法的输出结果，我们可以看出 CLAHE 算法结果图像平均亮度较低，部分图像边缘依旧存在过暗的现象。Fusion-based 和 Robust Retinex 算法结果图像的整体亮度偏高，部分结果色调偏白，存在色彩失真的现象。CycleGAN 结果中血管末梢被模糊处理，丢失细节信息。Cycle-CBAM 在保持图像整体亮度的同时更加注重眼底图像红色色调的还原，与 CycleGAN 对比，图像血管和微小病灶等细节信息更加丰富。

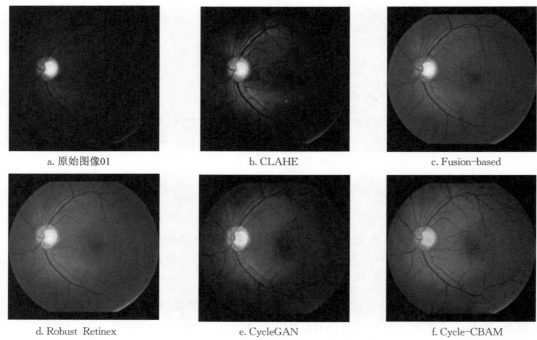

a. 原始图像01 b. CLAHE c. Fusion-based

d. Robust Retinex e. CycleGAN f. Cycle-CBAM

图 4-25 使用不同算法增强曝光不足眼底图像 01

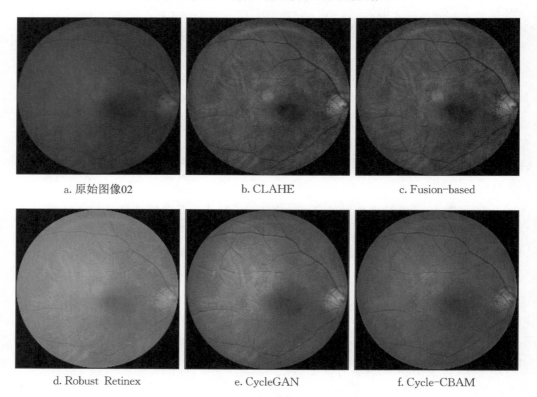

a. 原始图像02 b. CLAHE c. Fusion-based

d. Robust Retinex e. CycleGAN f. Cycle-CBAM

图 4-26 使用不同算法增强曝光不足眼底图像 02

图 4-27 和图 4-28 中展示各类图像增强算法对于模糊眼底图像的增强结果。对比各个算法的结果图像，我们可以看出 CLAHE 算法增强结果较好，模糊区域中一些原来不可见的细节信息在经过 CLAHE 后得到增强。Fusion-based 和 Robust Retinex 算法均出现了失真现象，图像亮度被提高，同时部分结果图像模糊处细节信息丢失。Cycle-CBAM 模型的结果图像在细节上更优于 CycleGAN 模型，CycleGAN 部分结果在原图模糊处出现失真现象。同时，Cycle-CBAM 结果图像整体色调偏红，更加偏向真实眼底图像。

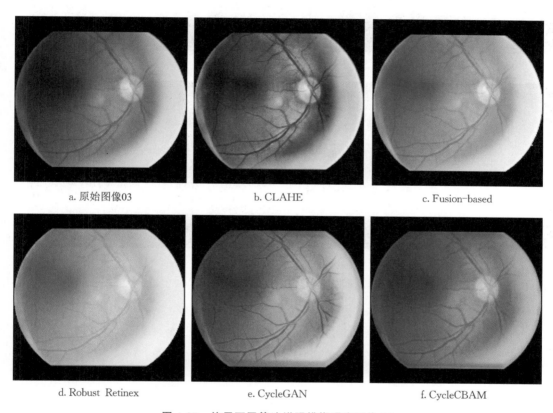

a. 原始图像03　　　　　　　　b. CLAHE　　　　　　　　c. Fusion-based

d. Robust Retinex　　　　　　e. CycleGAN　　　　　　　f. CycleCBAM

图 4-27　使用不同算法增强模糊眼底图像 03

　　为了定量评估上述增强算法性能，对所有经过 CLAHE、Fusion-based、Robust Retinex、CycleGAN 和 Cycle-CBAM 算法增强前后的眼底图像计算峰值信噪比（PSNR）和结构相似性指标（SSIM）。各类增强算法在评价指标上的表现如表 4-6 所示，每一类别指标中最好的结果使用加粗字体表示。根据表 4-6，Cycle-CBAM 在所有五种算法中均获得了次优的 PSNR 和 SSIM 指标。CLAHE 增强结果的 PSNR 指标最高，但是其SSIM 指标最低。Fusion-based 算法在 SSIM 指标上具有优势，但在 PSNR 指标上表现不佳。Robust Retinex 算法在 PSNR 方面表现最差，在 SSIM 方面则表现中等。此外，Cycle-CBAM 在 PSNR 和 SSIM 指标上都优于 CycleGAN。这也从侧面表明，融入了

CBAM 注意力模块的 Cycle-CBAM 具有优于 CycleGAN 的性能。

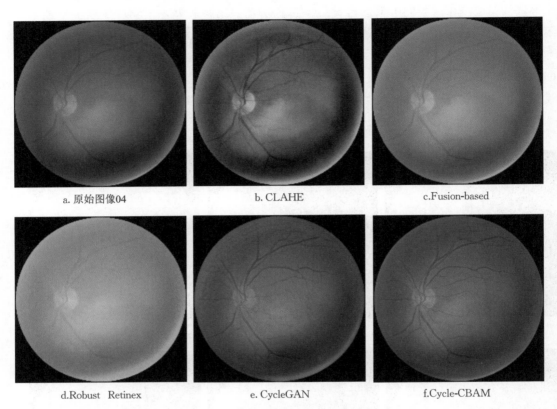

a. 原始图像04　　　　　b. CLAHE　　　　　c.Fusion-based

d.Robust Retinex　　　　e. CycleGAN　　　　f.Cycle-CBAM

图 4-28　使用不同算法增强模糊眼底图像 04

表 4-6　各类增强算法在 PSNR 和 SSIM 评价指标上的表现

评价指标	CLAHE	Fusion-based	Robust Retinex	CycleGAN	Cycle-CBAM
PSNR	**20.33**	16.32	15.15	18.33	19.27
SSIM	0.64	**0.72**	0.67	0.66	0.68

四、增强结果在 DR 分类中的应用

分别将 Cycle-CBAM 网络增强前后的测试集眼底图像输入 DR 分类网络，通过比较两类图像的分类精度，可以验证 Cycle-CBAM 增强网络对 CAD 系统性能的提升作用。

在上述 DR 患病等级分类任务中，基于 SENET（SE-ResNeXt-152）训练 DR 五分类网络，训练测试数据均来自 EyePACS 测试集。由于 EyePACS 数据集中不同眼底图像成像质量差异较大，我们在增强网络前额外添加一个眼底图像质量二分类模块以判断是否需要对当前眼底图像进行增强操作。如表 4-7 所示，未经过增强的 EyePACS 测试集原始图像在 DR 等级分类任务中各类别分类准确率分别为：0.923、0.227、0.525、0.329、0.520。对比之下，经过 CycleGAN 增强的 EyePACS 测试集图像在同一 DR 分类网络中的分类准确率为：0.938、0.233、0.531、0.364、0.539。经过 Cycle-CBAM 增强的 EyePACS 测试集图像各类别 DR 等级分类准确率达到了：0.936、0.242、0.557、0.380、0.548。经过 Cycle-CBAM 增强的眼底图像在各个类别的分类准确率上均有所提升，其中第 1～4 类分类准确率均优于 CycleGAN。结合 5 类 DR 等级，不同测试集的平均准确率 $Mean\_ACC$ 分别为 0.534、0.542 和 0.549。

表 4-7　EyePACS 测试集图像增强前后分类准确率

测试集	第 0 类	第 1 类	第 2 类	第 3 类	第 4 类	$Mean\_ACC$
原始图像	0.923	0.227	0.525	0.329	0.520	0.534
CycleGAN 增强图像	0.938	0.233	0.531	0.364	0.539	0.542
Cycle-CBAM 增强图像	0.936	0.242	0.557	0.380	0.548	0.549

图 4-29 分别为 EyePACS 测试集原始图像和经过 CycleGAN、Cycle-CBAM 增强后的眼底图像在 DR 分类任务中对应的混淆矩阵。观察混淆矩阵可以看出，无论是否对测试集进行增强，类别为 1 的眼底图像仅仅只有 0.23 左右的准确率，大量类别为 1 的图像被错误分类至 0 类别。分析 EyePACS 测试集，其不同 DR 等级间的图像数量差异巨大，0 类别图像占总数量的 74%，远远大于 1 类别的 7% 与 2 类别的 15%。同时，标签为 0、1、2 的三类眼底图像在临床诊断中有许多相似特征，0 类别和 1 类别眼底图像判定范围高度重合。受上述因素影响，DR 等级分类模型在预测时更加偏向于将 1 类别样本分类至 0 类别，其对 1 类别图像的辨别能力较弱。

在分类准确率计算过程中，每个样本错误分类的代价均相等，将 0 类别样本错误分至 1 类别或 4 类别时对分类准确率并没有影响。而对于一个眼疾病智能诊断系统，将某个病例 DR 等级错误分类的代价往往不是恒定的。将 0 类别样本错误分至 1 类别在临床中属于可接受误差，但是将 0 类别样本错误分至 4 类别则会大大降低智能诊断系统结果的可信度。因此，我们引入二次加权 Kappa 值作为 DR 分类网络评价指标来计算各个类别之间错误分类的代价。如表 4-8 所示，未经过任何增强的 EyePACS 测试集分类结果两次加权 Kappa 值为 0.817，经过 CycleGAN 和 Cycle-CBAM 增强的测试集图像分类结果两次加权 Kappa 值分别为 0.828 和 0.833。结合了 CBAM 注意力机制的 Cycle-CBAM 在 CycleGAN 的基础上将 Kappa 值提高了 0.005。

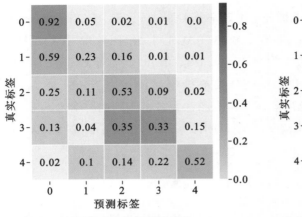

a. 原始图像分类结果混淆矩阵

b. Cycle GAN增强图像分类结果混淆矩阵

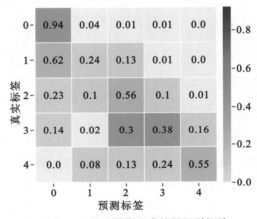

c. Cycle-CBAM增强图像分类结果混淆矩阵

图 4-29　EyePACS 测试集图像增强前后分类结果混淆矩阵

对比 Kaggle 平台中 DR 等级分类竞赛冠军方案 Kappa 值为 0.850，Cycle-CBAM 增强模型将 SENET 网络 Kappa 值从原先排名第 9 提升至排名第 5。本实验验证了 Cycle-CBAM 增强网络在眼疾病智能诊断系统中的有效性。

表 4-8　EyePACS 测试集图像增强前后两次加权 Kappa 值

测试集	二次加权 Kappa 值
原始图像	0.817
CycleGAN 增强图像	0.828
Cycle-CBAM 增强图像	0.833

第五章 眼底病的人工智能研究

第一节 基于眼底彩照的智能诊断技术概况

一、发展历史

世界卫生组织 2019 年 10 月发布的统计数据显示，全世界有超过 4.18 亿人患有青光眼、糖尿病视网膜病变、年龄相关性黄斑变性或其他可导致失明的眼病。眼底彩照是由单目照相机在 2D 平面上捕获的眼底投影。并且与光学相干断层扫描图像和血管造影图像等其他扫描成像方式不同，眼底彩照可以以非侵入性的和经济有效的方式获得，更适合大规模筛查。在眼底彩照中可以直观地观察到许多重要的生物标志物，如视盘、视杯、黄斑、视网膜中央凹、眼底血管以及其他一些与糖尿病视网膜病变相关的病灶（如微动脉瘤、出血和渗出等）。因此眼底彩照可以用于诊断多种眼部疾病，眼部的定期筛查也有助于眼部疾病的早期诊断和及时干预治疗。由于具有专业眼图像分析能力的眼科医生数量相对较少，而需要阅读的眼图像的数量较多，因而对有限的临床资源造成了极大的压力。并且考虑到人工阅读大量眼图像会受到疲劳和主观因素的影响，不同医生的诊断结果可能不一致，从而导致眼疾病的误诊率升高。因此，为了在提升眼疾病诊断准确性的同时减轻医生的诊断负担，眼底彩照的计算机辅助诊断技术越发受到人们的关注。

对眼底彩照的分析研究可以追溯到 1973 年 Matsui 等发表的《眼底照片的自动定量诊断研究：在彩色眼底照片上检测视网膜血管图像的轮廓线》，这是世界上首个将数学形态学方法应用于视网膜眼底图像的分析研究。对医学图像计算机辅助诊断技术的大规模系统性研究和开发最早开始于 20 世纪 80 年代早期，1984 年 Baudoin 等在发表的《自动检测糖尿病荧光血管造影中的微血管瘤》一文中提出了检测糖尿病视网膜病变损伤的图像分析方法。眼图像处理技术的提升大大推动了眼疾病自动诊断系统的发展，计算机辅助诊断系统使大规模的疾病筛查成为可能，在有效节约资源的同时，大大减轻了医生的诊断负担。21 世纪初，随着成像技术和信息技术的不断发展，机器学习领域涌现的各类经典算法被应用于眼底彩照的智能诊断。传统基于机器学习的眼底彩照智能诊断算法通常分为数据获取、数据预处理、图像的特征选择和提取、决策规则和分类器设计等主要步骤。如 Ege 等于 2000 年提出了一个基于贝叶斯、马哈拉诺比斯和 K 邻近分类算法开发的眼底彩照自动分析软件。Cheng 等提出了基于超像素分类的视杯和视盘分割方法，用于青光眼的筛查，提取直方图和中心周边统计学特征并用于视盘分割，在视杯分割时在特征空间加入位置信息以提升分割效果。目前传统的计算机辅助诊断方法大多通过人工选取特征，这个过程很大程度上依赖于人工经验，而且在不同的病理条件下，眼疾病在图像上的特征表现多种多样，人工选取的特征并不能适用于所有图像，这极大地限制了计算机辅助诊断方法的使用范围。因此，越来越多的研究者尝试用深度学习的方法自动提取适用于疾病诊断的图像特征以提升眼图像处理和分析的性能。

计算机视觉是深度学习的主要研究领域之一，经过训练后，计算机可以对一幅图像形形色色的特征进行提取和检测，从而准确地分辨图形。数字眼底图像可以用来观察和诊断许多种眼底疾病，常见的有糖尿病视网膜病变、青光眼和高度近视等。通过计算机自动获取和检测眼底图像中视盘的大小与形状、黄斑区域、血管形态、渗出物状况等病灶特征，可以快速有效地帮助医生分析和诊断各种疾病。计算机视觉与图像处理技术被广泛应用于医疗诊断领域，其中针对各类眼底疾病的自动诊断系统在过去 20 年中取得了很大的进展，已经开发针对糖尿病视网膜病变、青光眼、白内障等眼底病变的自动诊断系统。大多数的工作集中在使用简单的 CNN 进行彩色眼底图像的分析，主要应用在眼底结构的分割、视网膜损伤的分割和检测、眼疾病的诊断和图像质量评价。在 2015 年 Kaggle 组织的糖尿病视网膜病变检测竞赛中，661 支参赛队伍中大多数使用了深度学习的方法，其中取得超出人类水平性能的 4 支队伍都采用了端到端的 CNN。Gulshan 等对 Google Inception-V3 网络在糖尿病视网膜病变检测方面的性能做了全面的分析评估，结果显示该网络的性能与 7 名专业眼科医生的水平相当。此外，谷歌公司正在开发一款深度学习算法，这种人工智能技术可以查看视网膜图像，像专家一样识别眼疾病的共同特征，并帮助发现糖尿病患者视网膜病变的迹象。由此可见，深度学习的方法在眼底彩照智能诊断领域具有广阔的应用前景。

二、眼底疾病智能诊断技术的主要步骤和流程

传统机器学习算法用于眼底疾病的诊断主要依赖于先验知识和手工设计的特征提取算子，其主要步骤包括数据获取、数据预处理、图像的特征选择和提取、决策规则和分类器设计。常用的眼底彩照预处理方法有直方图均衡化、阴影矫正、高斯掩模卷积、中值滤波和血管去除等。其中直方图均衡化用来增强对比度，阴影矫正用来归一化图像亮度，高斯掩模卷积和中值滤波用来削减图像噪声，而血管去除用来减少对某些疾病损伤检测的干扰。预处理方法的具体使用极大地依赖于不同的应用场景和目的。图像的特征选择和提取是传统机器学习算法的核心步骤，常常根据医学知识提取图像病变区域的大小、密度、形态等特征，作为后续诊断算法的输入，并且根据某种先验知识手工设计算子作为特征，常用的有 LBP、SIFT、GIST 算子等。最后根据图像特征构建疾病诊断的算法模型，设计合适的决策规则和分类器，输出最终的诊断结果，常用的分类器有支持向量机、随机森林、梯度提升机等。

不同于传统机器学习算法，深度学习算法不需要人工选取图像的特征，深度学习模型可以自动从图像中学习解决问题的最优特征表达。深度学习算法的主要步骤包括

数据获取、数据预处理、网络和损失函数设计、参数学习与优化。其中数据获取和数据预处理的方法与传统机器学习类似，网络和损失函数设计则包括了卷积神经网络的各种超参数（如网络的深度、宽度、卷积核大小、卷积步长等）设置和网络训练的目标函数选择。参数学习与优化指的是网络训练阶段的学习率、优化方法、迭代次数等训练超参数的设置。

由此可以看出，传统机器学习算法与深度学习算法的步骤与流程在前期数据预处理的阶段基本相同，不同之处为传统机器学习算法的关键是图像的特征选择和提取，充分利用了人们长期积累的先验知识。而深度学习算法则侧重于让神经网络从数据中学习，通过损失函数不断迭代更新网络权重，直到学习到最佳权重以达到更好的性能。一般来说，利用了先验知识的传统机器学习算法可以高效地利用有限的标注样本，在小样本数据集上取得优异的性能；深度学习算法具有较强的基于数据的自主学习能力，需要大规模的训练数据集作为保障，并且随着越来越多深度网络的结构和优化算法被提出，深度学习算法的泛化性能也不断提升，在医学图像领域不断取得优异的成果。

三、眼底疾病智能诊断技术的主要挑战和前景

目前，眼底彩照智能诊断研究面临的挑战主要有以下几个方面：第一，大规模训练数据的获取困难。深度学习的算法模型若要达到较高的准确率，通常采用有监督学习的方式，而有监督学习的训练往往需要大量带有标签的数据。但在医学领域，临床采集的眼底彩照不仅成本高昂，而且由于数据分散、患者隐私保护等因素，需要经过数据整合、个人信息脱敏等处理后才能用于训练算法模型，并且每张图片的标签都需要拥有医师资格证的眼科专业人士进行手工标注，耗时费力。因此，大规模训练数据集的匮乏是制约当前眼底彩照智能诊断研究的主要因素。第二，近年来迅速发展的深度学习算法虽然在许多领域都取得了与人类相媲美的准确率，但是深度学习中卷积神经网络为非线性模型，难以解释其内部的工作机制，是一种"黑箱"模型。然而医学诊断需要高可靠性，人工智能的诊断依据需要与长久以来积累的医学知识相一致，显然缺乏可解释性的深度学习算法是不符合这一要求的，这就限制了深度学习系统在数据驱动相关分析中的应用。第三，在商业上使用医学采集的临床数据，不仅要求对临床数据进行脱敏处理以保护患者的个人信息，同时还需要得到患者的知情同意，以及伦理审查委员会的批准。对临床数据的隐私保护、防止泄露隐私用来商业化谋利和其他可能出现的社会伦理问题，都是眼底彩照智能诊断研究面临的种种挑战。

近年来随着硬件和软件技术的快速进步，基于眼底彩照的眼底疾病智能诊断系统迅速发展，其中大多数系统都处于评估或临床验证阶段。除此之外，一些半自动和手动的计算机辅助诊断系统已被广泛应用，许多临床出版物已经刊登了它们的用法。人工智能算法和计算机辅助诊断技术是追求高效率和高准确率的现代医疗必不可少的一部分。

第二节 👁 糖尿病视网膜病变的人工智能研究

一、概述

糖尿病是一个严重影响人类健康的全球性公共卫生问题。目前我国糖尿病患者约有1.4亿人，这意味着中国每10个人之中就有一个糖尿病患者，中国已成为全球糖尿病大国。糖尿病可引发视网膜（糖尿病视网膜病变）、肾脏（糖尿病肾病）和神经系统（糖尿病神经病变）等的异常。其中，糖尿病视网膜病变是糖尿病最常见的并发症之一，其病因是血糖异常增高引起视网膜血管闭锁、视网膜组织缺氧，从而导致视网膜微血管瘤、出血、渗出等一系列病理性改变。糖尿病视网膜病变的患病率在近年来急剧增加，研究调查显示，在糖尿病人群中，糖尿病视网膜病变的患病率高达27.3%，且糖尿病病史10年患者中糖尿病视网膜病变的患病率达50%，超过20年的患者中患病率达100%。该病早期症状不明显、患病率高，同时该病造成的视力损伤不可逆，目前尚无有效的治疗手段，已成为工作年龄人群中最主要的致盲性疾病。

目前仅有约60%的糖尿病患者每年接受视网膜病变的筛查，美国眼科学会发布的临床指南建议：1型糖尿病患者应当在诊断5年后开始接受视网膜病变的筛查，2型糖尿病患者应当在诊断为糖尿病时就接受筛查，并且之后每年复查一次。对糖尿病视网膜病变的早期检测与诊断是预防该疾病恶化、防止患者失明的关键。

目前对于糖尿病视网膜病变的检测筛查，主要是医生对患者眼底图像进行分析，通过识别有无早期病理学表现来判断患者是否需要早期干预和治疗。但我国的眼科医疗资源十分紧张，难以满足乡镇基层群众庞大的需求。并且眼科医生大多集中于大中型城市，基层医生的医疗水平参差不齐，容易产生误诊和漏诊情况，患者通常在视觉受损后才被诊断发现，从而错过了最佳的治疗时机，最终导致失明。因此，对糖尿病视网膜病变的人工智能算法进行研发是非常必要且急需的。计算机辅助诊断技术下的人工智能算法可以在实际生活中快速有效地帮助医生分析眼底病变，不仅降低了眼底筛查的成本，提高了医生的诊断效率，而且能够有效缓解紧张的医疗资源。

在临床上，糖尿病视网膜病变的严重程度可分为5级，即0级（无明显糖尿病视网膜病变）、1级（轻度非增生性糖尿病视网膜病变）、2级（中度非增生性糖尿病视网膜病变）、3级（重度非增生性糖尿病视网膜病变）、4级（增生性糖尿病视网膜病变）。2016年2月，美国眼科学会发布新版的糖尿病视网膜病变临床指南（ICDR），沿用了此前的分期，并将其和国际糖尿病性视网膜病变临床分期一并列出，如表5-1所示。指南指出，糖尿病视网膜病变会从非增生性（NPDR）向增生性（PDR）发展，其中非增生阶段以视网膜血管相关异常为特征，如微小动脉瘤、视网膜出血、静脉扩张以及棉絮斑。视网膜血管通透性增加也可发生在增生期，导致视网膜增厚（水肿）和脂质沉积（硬性渗出）。增生期则以视网膜出血及新生血管形成为标志。对糖尿病视网膜病变进行准确的分期从而实施对应的治疗是至关重要的。

表 5-1 美国眼科学会糖尿病视网膜病变分期和国际糖尿病视网膜病变临床分期

病变严重水平		散瞳后眼底镜下所见
0级 无明显糖尿病视网膜病变		无异常
1级 轻度 NPDR[①]		仅有微血管瘤
2级 中度 NPDR		比仅有微血管瘤重,但比重度 NPDR 轻
3级 重度 NPDR	美国眼科学会定义	下列各项(421 规则)中的任何一项,以及没有增生性视网膜病变表现: • 在 4 个象限中每个象限均有严重的视网膜内出血及微血管瘤 • 在 2 个或更多象限中有明确的静脉串珠样改变 • 在 1 个或多个象限中有中度 IRMA[②]
	国际定义	下列各项中的任何一项,以及没有增生性视网膜病变表现: • 在 4 个象限中每个象限均有 20 处以上的视网膜内出血 • 在 2 个或更多象限中有明确的静脉串珠样改变 • 在 1 个或多个象限中有显著 IRMA
4级 PDR[③]		具有下列两项中一项或两项: • 新生血管形成 • 玻璃体/视网膜积血

注:①NPDR 表示非增生性糖尿病视网膜病变,任何具有 2 种或多种重度 NPDR 特征的患者被考虑为很严重的 NPDR;②IRMA 表示视网膜内微血管异常;③PDR 表示增生性糖尿病视网膜病变,PDR 也可被分为高危 PDR 和非高危 PDR。

针对糖尿病视网膜病变的病灶检测和自动分级已经被广泛研究。基于传统特征方法的研究集中于检测糖尿病视网膜病变相关的病灶信息,如微动脉瘤、出血和渗出,这些病灶信息与糖尿病视网膜病变的诊断结果有着重要的联系,实际生活中医生正是基于这些病灶信息来判断患者病情的。而近年来蓬勃发展的人工智能与深度学习算法能够解决传统方法手工设计特征复杂度高、泛化能力差等诸多问题,大大提高诊断结果的可靠性。这些基于深度学习的算法研究通过收集和标注大量患者的眼底影像,训练深度神经网络模型,使神经网络模型可以和眼科医生一样识别、标记和分类眼底图像,并由此评估在实际临床诊断中使用深度学习的重要性。从技术角度来看,糖尿病视网膜病变的诊断/分级是一项分类任务。人工智能算法模型所需要做的就是预测一个数字,用来指示糖尿病视网膜病变当前的分期阶段。然而,只提供一个数字可能会使临床医生感到困惑,因为临床医生还需要知道人工智能算法模型为什么做出这些决定,以及眼底图像上的哪些区域被认为是决定性的。因此,有许多工作致力于在分级的同时进行病灶区域的分割,或在眼底图像上生成注意力热图,实现病变眼底中重要区域的可视化分析。

二、发展过程

目前临床上医生对于糖尿病视网膜病变的诊断是通过观察并分析视网膜眼底图像上的早期病理特征如微动脉瘤、硬性渗出物以及出血等进行的。实际中，由于糖尿病视网膜病变种类多、病灶多样、病患严重程度不一，眼科医生诊断困难。因此，在大规模的糖尿病视网膜病变筛查中，利用计算机辅助诊断技术可以大大减轻医生的负担，并快速、有效地辅助医生实现分类诊断。目前大部分自动诊断算法中，对于糖尿病视网膜病变的检测诊断主要基于传统的手工设计特征并提取特征，再进行分类器构建。基于图像处理技术的一些传统算法使用如形状、颜色、亮度等手工特征和先验知识进行糖尿病视网膜病变检测，这些方法只能在小的数据集上取得较好的结果，且人工特征提取过程烦琐，在大数据集的情况下效率低且鲁棒性差。同时，国际标准中对于糖尿病视网膜病变的筛查敏感性和特异性的要求为80%，传统算法虽然在诊断敏感性上能够达到要求，但其诊断特异性往往并不尽如人意。而且不涉及机器自我学习和自适应等技术的部分传统算法，在严格意义上并不属于人工智能的范畴。

随着人工智能算法的发展，尤其是2012年里程碑式的AlexNet横空出世后，深度学习和卷积神经网络在计算机视觉领域的许多任务上都取得了巨大的成就与突破。目前已经出现了许多直接基于深度学习思想的糖尿病视网膜病变的人工智能算法。在病灶级别的糖尿病视网膜病变的检测方面，Kaggle于2015年7月上线的一场比赛中，首次集结全球各地的参赛者，统一采用深度学习算法与卷积神经网络模型来识别糖尿病视网膜病变的病灶特征。在图像级别的糖尿病视网膜病变的分类诊断方面，早在2016年JAMA杂志便刊登了基于GoogLeNet网络改良的糖尿病视网膜病变智能诊断系统的研究成果，在判断糖尿病视网膜病变患者是否需要转诊时，该成果能够取得堪比眼底病专家的效果。自此，越来越多研究者将深度学习领域最前沿的新型网络模型应用于糖尿病视网膜病变的相关研究，在不同场景下对人工智能算法的诊断效果进行验证。各类研究成果也被积极地转化为临床应用并进行商业化落地。2019年智能手机端的糖尿病视网膜病变筛查系统问世，用户可以通过下载应用程序，实时获取糖尿病视网膜病变的智能诊断结果。这类低成本、易操作的诊断方式对于医疗资源匮乏地区的患者是十分珍贵的。

三、糖尿病视网膜病变人工智能的应用研究

糖尿病视网膜病变的人工智能算法在实际应用时可以分为糖尿病视网膜病变的诊断/分级和病灶区域的检测/分割两个大方向。其中，糖尿病视网膜病变的诊断/分级是图像分类任务，相关病灶区域的检测/分割则是像素级别的检测任务。考虑到两个方向之间的内在相关性，在进行糖尿病视网膜病变诊断分级的同时还生成病变区域的注意力热图。

（一）糖尿病视网膜病变的筛查与自动分级

糖尿病视网膜病变的诊断一般分为两个步骤：第一步，从筛查的角度出发，选择

出应该转诊的患者。轻度非增生性糖尿病视网膜病变（1级）一般不会引起视觉功能障碍，不需要转诊和进一步处理。对需要转诊的2级及2级以上的糖尿病视网膜病变进行筛查，是当前糖尿病视网膜病变人工智能算法的研究重点。第二步，对筛查出的需要转诊的糖尿病视网膜病变患者，根据病变进行进一步细分和分级，区分出病变的严重程度，以便于指导临床。糖尿病视网膜病变的筛查和自动分级是可以循序进行的，因此一些算法或产品在报告筛查效果的同时也会进一步评价不同等级病变的分级效果。

在糖尿病视网膜病变的相关研究领域，美国 EyePACS 筛查项目现场采集的眼底彩照数据集 EyePACS 是全球最大最权威的公开数据集之一。EyePACS 数据集共有88 702 张（包括35 126 张用于训练，53 576 张用于测试）眼底彩照，用于评价对糖尿病患者人群的筛查效果。Google 公司的 Gulshan 等建立的糖尿病视网膜病变人工智能诊断系统，将127 175 张经过眼科专家标注的眼底彩照作为训练集，训练基于深度学习的卷积神经网络算法模型。该系统在 EyePACS 的9 963 张上进行验证，在采用高敏感性的截断值以尽可能发现患者（即避免漏诊）时，达到了97.5％和93.4％的敏感性和特异性，而在采用高特异性的截断值以尽可能避免误诊时，达到了90.3％和98.1％的敏感性和特异性。Gargeya 等也使用卷积神经网络模型进行糖尿病视网膜病变的分类，他们使用包含5个残差模块的卷积神经网络来提取图像特征，将被提取的特征和元数据信息共同输入至决策树模型中进行分类。不同于多数研究中区分需要转诊的糖尿病视网膜病变，Gargeya 等尝试对筛查后的不需要转诊的糖尿病视网膜病变进行进一步的细分，即分成无病变和轻度糖尿病视网膜病变。2016 年 David 等提出了名为 IDx-DR X2.1 的糖尿病视网膜病变智能检查系统，该系统为输入的每张眼底彩照都应用一组基于卷积神经网络的检测器，卷积神经网络的结构是基于 AlexNet 和 VGGNet 改进的。该系统可以自动预测4类标签，即阴性（无病变或轻度糖尿病视网膜病变）、可参考的糖尿病视网膜病变、威胁视力的糖尿病视网膜病变和低检查质量图像。2017 年 Krause 等使用卷积神经网络对糖尿病视网膜病变进行5级分类，他们使用 Inception-V4 作为主干网络，在训练期间使用更大的数据集及更高分辨率的输入图像，他们的网络结构是10个子网络集成而来的。类似地，2019 年 Zhang 等建立了一个高质量的带有标注的数据集，并采用集成策略进行有无病变的二分类和病变严重程度的四分类。从不同的卷积神经网络模型中提取的特征通过相应的 SDNN 模块。这些模块被定义为分量分类器。然后，这些特征被融合并馈送到全连接层以生成最终结果。

（二）糖尿病视网膜病变病灶区域的检测与分割

病灶区域的检测是通过检测图像中是否存在某些病理特征，给医生提供相应的诊断依据。而病灶区域的分割是为了满足定量测量的需求（如病变的形状和体积），在指定的眼底彩照上精确定位出病变并勾勒出病变的解剖结构，主要用于对眼底彩照上的特征性生物学标志进行自动定量测量。近年来，有许多研究致力于糖尿病视网膜病变中病灶区域的自动检测与分割。按患病程度的不同，糖尿病视网膜病变患者的眼底彩照中通常可能存在微动脉瘤、出血、硬性渗出和软性渗出几种病理特征。由于微动脉瘤和出血通常是糖尿病视网膜病变的早期异常表现，对它们的检测对于糖尿病视网膜病变的早期发现和治疗至关重要。由于微动脉瘤具有相似的圆形形状和有限的尺寸范围，因此对微动脉瘤的检测方法主要包括形态学操作和图像滤波。另一些研究将微动脉瘤和出血的检测相结合，比如 Esmaeili 等提出一种基于曲波变换的算法，在重构的视网膜眼底图像上分离出属于微动脉瘤、出血和血管的候选像素集合，然后基于曲波变换删除所有血管像素，留下的部分即为微动脉瘤和出血的检测结果。渗出物可以分为硬渗出物和软渗出物两类，是糖尿病视网膜病变的另一种关键的病理特征，对它们的准确检测同样具有重要意义。如 Franklin 等提出了一种利用图像处理技术的算法对糖尿病视网膜病变中的渗出物进行检测，并在公开数据集 DIARETDB1 上进行试验，获得了很高的精度。此外，还有一些方法针对糖尿病视网膜病变中的多种病灶同时进行检测。Sinthanayothi 等提出的一种算法可以同时检测四种病灶特征，然而该方法将四种病灶分为两组：红色病变（包括微动脉瘤和出血）和亮斑缺损（包括硬渗出物和软渗出物），具有一定的局限性。与之相比，高玮玮等提出的算法使用免散瞳眼底图像对糖尿病视网膜病变进行自动筛查，包含视盘的提取及定位和微动脉瘤、出血、硬性渗出及软性渗出的自动检测，在已有数据集上获得了很高的准确率。

（三）糖尿病视网膜病变分析中的注意力机制与注意力热图

考虑到糖尿病视网膜病变的诊断与出血、渗出物和其他病变的检测之间的内在相关性，许多工作在进行糖尿病视网膜病变诊断分级时，在网络模型中加入注意力机制模块，以强调眼底彩照中某些区域对疾病诊断的重要性，并且生成病灶区域的注意力热图。

注意力机制可以理解为让神经网络模型看向哪里。注意力机制可以将原始图片中的空间信息变换到另一个空间中并保留关键信息，在很多现有的方法中被广泛使用。在糖尿病视网膜病变的诊断和分级中，注意力机制负责找出眼底彩照中需要被关注的区域，增强信息量最大的特征，使得后期处理时充分利用这些特征并减弱无用的特征。如 2018 年 Lin 等提出了一种基于抗噪声检测和注意力的融合框架，可以进行五级糖尿病视网膜病变分级。他们首先使用卷积神经网络提取特征，然后将特征输入到设计好的中心样本检测器，以生成病变图。再将病变图和原始图像输入到所提出的注意力融合网络（AFN），该网络可以学习原始图像和病变图的权重以减少不必要信息的影响。

卷积神经网络输出的特征映射其实和原图存在一定的空间对应关系。把最后一层卷积层输出的特征映射处理后绘制到原图上，就得到了注意力热图（也就是网络模型更关注的区域）。如 Yang 等于 2017 年提出了一种两阶段的深度卷积神经网络，可以同时勾勒出病变和进行糖尿病视网膜病变的严重程度分级。第一阶段是局部网络，提取病变的局部特征；第二阶段是用于糖尿病视网膜病变分级的全局网络。首先从局部网络和原始的眼底彩照获得加权病变图，然后在进行糖尿病视网膜病变分级时，引入不平衡加权方案以更加关注病变区域。

四、存在的问题及展望

(一)糖尿病视网膜病变诊断/分级和病灶检测/分割之间的权衡

在给出供医生参考的诊断和治疗意见时,人工智能算法往往被期望对病灶部位进行自动识别,并提供明确的诊断提示。尽管根据先验知识,检测相关病灶有助于诊断/分级糖尿病视网膜病变,但病灶检测实际上是一项复杂和困难的任务,并且在病灶检测和糖尿病视网膜病变分级之间存在权衡。这主要是因为糖尿病视网膜病变诊断/分级属于图片级别的分类任务,分类任务需要的是抽象的高级语义特征,而病灶检测/分割属于像素级别的检测任务,需要的是精细的低层次局部空间信息。对于这样的多任务问题来说,达成抽象与具体、全局与局部之间的平衡是十分重要的。2019年,Ahmad等在公开数据集 Messidor-2 上进行了一项基准评估工作:他们比较了 8 种最前沿的深度学习分类模型,同时生成了对不同类别病灶的注意力激活热力图(CAMs)。结果表明,在糖尿病视网膜病变的诊断/分级和病灶检测/分割之间存在一个权衡。随着网络深度和参数数量的增加,模型可以取得更好的诊断/分级结果,但在病灶检测/分割方面的性能下降。

(二)标准化、足够大样本的训练数据集

许多研究者使用通用的公开数据集进行算法模型的训练和评估,以便在性能上与其他先进算法进行比较。国际上广泛使用的糖尿病视网膜病变的公开数据集见表 5-2。然而,目前各机构大多使用自己采集的临床数据集进行糖尿病视网膜病变的相关研究和人工智能产品研发。这些未公开的眼底彩照数据集之间存在明显的异质性,眼底彩照的采集环境各不相同,训练数据的标注标准也不够统一,这就导致了不同机构的产品之间无法相互比较性能,难以评价出孰优孰劣。此外,由于糖尿病视网膜病变的分级标准复杂、分级种类较多,为了使算法模型具有更强的鲁棒性和泛化能力,训练数据集必须有足够大的样本量和多样性。因此在国内建立统一的、标准化的、多中心数据共享的糖尿病视网膜病变公开数据集是非常有必要的。想要达到国外数个眼科数据库 10 万例以上的样本量规模,国内的产学研三方面亟待合作数据共享,在保护患者隐私和知识产权的前提下合作获取数据、标注数据、使用数据。

表 5-2 国际上广泛使用的糖尿病视网膜病变诊断/分级和病灶检测/分割的公开数据集

数据集名称	眼底彩照数量	眼底彩照分辨率
DIARETDB1	89	1 500×1 152
RC-RGB-MA	250	2 595×1 944
RC-SLO-MA	58	1 024×1 024
IDRiD	516	4 288×2 848

数据集名称	眼底彩照数量	眼底彩照分辨率
Messidor	1 200	1 440×960，2 240×1 488，2 304×1 536
Messidor-2	1 748	1 440×960，2 240×1 488，2 304×1 536
e-ophtha EX	82	1 440×960 至 2 544×1 696
e-ophtha MA	381	1 440×960 至 2 544×1 696
DDR	13 673	分辨率不一
Kaggle/EyePACS	88 702	分辨率不一

（三）研究成果在临床应用场景中的验证

2018 年 4 月 11 日，在经历了长达 21 年的研发和审批流程后，美国 FDA 批准了第一台适用于基层医疗机构的、基于卷积神经网络和深度学习的自主式糖尿病视网膜病变人工智能产品 iDxDR。这是人工智能产品走向眼科应用的一个里程碑。目前国内也有许多产学研结合的糖尿病视网膜病变人工智能产品，如致远慧图推出的 EyeWisdom、上工医信推出的"慧眼糖网"、Airdoc 推出的一系列筛查产品等。2020 年，上海市静安区市北医院通过社区医院筛查糖尿病视网膜病变的 889 例试验，从临床角度验证了 Airdoc 人工智能筛查糖尿病视网膜病变已达到高精准水平，该研究论文被 *Nature* 系列期刊 *EYE* 收录。此类人工智能产品的工作流程主要为：①评估临床采集的眼底彩照质量，挑选出过度模糊、过曝光或欠曝光、镜头污损等不符合自动分析标准的图像，交由阅片专家人工处理。②采用卷积神经网络或其他特征提取算子对输入的眼底彩照进行特征提取，判断其是否存在微动脉瘤、出血和渗出等临床有意义的病理特征。③通过上述病理特征的分布情况对糖尿病视网膜病变分级，做出相应的临床诊断，给出患者是否需要转诊到眼科专科诊所的建议。这些人工智能筛查系统不仅能够实现对糖尿病视网膜病变的高效筛查，减轻医生负担，还可以有效拉近患者与人工智能之间的距离，让患者实现方便的自检，对糖尿病视网膜病变做到早发现、早治疗。

（四）糖尿病视网膜病变人工智能系统的基层推广

我国眼科医疗资源的分布十分不均衡，多数医疗资源集中于一二线城市，基层地区（涵盖县、乡、村及城市社区、街道）的医疗资源提供者多为县医院、乡镇卫生院和社区卫生服务中心。基层地区不仅没有足够的专业眼科医生和筛查设备，而且基层地区人群的健康意识不足，患者在发现糖尿病视网膜病变时往往已经有了严重的不可逆的视力损害。同时，糖尿病视网膜病变是社区中十分常见的重大公共卫生问题，若患者被筛查出需要转诊，临床上对这类糖尿病视网膜病变具有早期治疗的有效方法，且及时治疗可以延缓甚至治愈疾病。基于以上几点，在基层推广糖尿病视网膜病变人工智能系统具有非常重要的现实意义。此外，应用于实际筛查的糖尿病视网膜病变人工智能系统应该具有操作门槛低、准确率高、速度快等特点，才能帮助基层医生高效快捷地分析疾病。

第三节　高度近视眼底病变的人工智能研究

一、概述

近视是一种常见的眼部疾病，指光线进入眼内后，聚焦在人的视网膜之前而不是视网膜上。患者可以正常识别近处的东西，但却看不清远处的物体。部分患者伴有头痛和眼睛疲劳等症状。它是全世界范围内发病率最高、患者年龄跨度最大和涉及面最广的视觉健康问题。近年来，近视的发生趋于低龄化且进展加速，成为儿童视觉障碍最为主要的原因。近视的分类可以从三个方面进行：根据屈光成分分类，近视可以被分为屈光性近视和轴性近视；根据病程进展和病理变化分类，近视可以被分为单纯性近视和病理性近视；而根据近视度数分类，近视可以被分为低度近视（−3.00D 或以下）、中度近视（−3.00D 到−6.00D）和高度近视（−6.00D 或以上）。

高度近视与中低度近视的区别在于高度近视的屈光度数很高，通常是≤−6.00D 的屈光不正状态，主要表现有眼轴变长。随着近视度数的不断加深，眼轴变长，眼底可见的视网膜脉络膜病变会变得愈加严重，引起一系列严重的并发症，其中大部分会致盲。因此高度近视眼底病变是常见的致盲原因之一，在我国甚至已成为第二大致盲原因。病理性近视是高度近视中的一种严重情况，它的症状包括除视力下降外的视物遮挡、变形、重影等更加严重的视功能损害，引发的眼底病变更是永久性且不可逆的。其中，后巩膜葡萄肿是病理性近视最常见的标志体征，也是诊断病理性近视的关键因素。后巩膜葡萄肿可导致视网膜脉络膜萎缩和变性，累及黄斑区域时可引起黄斑出血和变性，可见黄斑区漆裂纹、黄斑脉络膜萎缩等病灶。不同于单纯性近视在成年后近视度数趋于稳定，病理性近视的近视度数会随着病程进展不断加深，伴随患者终生。

低度近视患者随着年龄的增长以及用眼不健康可能会发展为高度近视。近年来，高度近视甚至病理性近视的发病率持续增加。白内障、青光眼、视网膜脱离和近视性黄斑变性，这些因素可能导致不可逆性失明，由此带来的眼底损伤致盲隐患不容忽视。根据国家卫生健康委员会数据，高度近视的发病机制比较复杂，目前普遍认为环境因素和遗传因素共同参与了高度近视的发生和发展，并且遗传因素发挥着极为重要的作用。通过识别眼底图像可以发现高度近视人群并且对他们采取人工干预，以便延缓高度近视的进一步发展，同时在患者需要时采取一些保守治疗或者手术治疗，比如激光角膜屈光手术、有晶状体眼人工晶状体植入术以及后巩膜加固术。中国是人口大国，同时也是世界上近视发病率最高的国家之一，近视眼人数世界第一，因此预防高度近视的发生和减缓高度近视的发展具有重要研究意义。

二、发展过程

高度近视的传统检测主要依靠屈光度检测、眼轴测量和眼底彩照等人工检测方法。

但人工检测和分析依赖眼科专家，耗时费力。在医疗资源相对匮乏的地区，眼科医生和医疗设备的短缺可能使患者错过最佳防治窗口期。基于眼底图像开展眼疾病诊断智能研究是目前研究的重要方向。临床上，对于常见的糖尿病视网膜病变、黄斑病变、青光眼等多种眼底疾病，眼底彩照由于无接触、无损伤、成本低、图像易于获得、易于处理等优点，被广泛应用于实际的疾病诊断之中。近年来，随着人工智能技术和深度学习算法的蓬勃发展，国内外许多学者将其应用于各类图像处理问题。利用眼底图像对高度近视分析诊断的方法同样层出不穷，这些方法借助计算机辅助技术自动分析视网膜眼底图像中各个区域的病灶变化，在没有资深眼科医生和专业验光仪器的情况下，也能够自动分析和诊断与高度近视相关的病变。

基于深度学习的人工智能算法可以用于高度近视的临床和研究，特别是因为视网膜眼底成像是一种方便、低成本和广泛可用的成像方法。临床上，深度学习算法可以广泛应用于配镜师、验光师或全科医生在初级保健环境中的筛查，特别是那些已经使用眼底照相机的人。在研究环境中，深度学习算法可用作基于人群的近视性黄斑变性和高度近视的自动分级工具，这些研究通常在没有屈光或近视性黄斑变性数据的情况下拍摄视网膜照片作为方案的一部分。

三、高度近视的人工智能应用研究

一般来说，高度近视的人工智能应用研究主要可以分为分类和分割两个方面。分类指的是对指定的眼底彩照进行高度近视的自动诊断、自动筛查和分级；分割则指的是在眼底彩照中发现并勾勒出高度近视相关的病灶特征。

尽管近年来在眼底疾病的智能诊断领域已经涌现出大量研究成果，但对于近视或高度近视的相关研究还寥寥无几。最早出现的高度近视智能诊断系统是 2010 年 Liu 等提出的一种名为 PAMELA 的系统，通过伴视盘萎缩（parapapillary atrophy，PPA）来检测病理性高度近视，并自然地评估病理性高度近视的视网膜眼底图像。他们利用机器学习技术中的支持向量机提取眼底图像中的纹理特征，判断眼底图像中是否存在病理性高度近视。Lee 等则进一步改进了 PAMELA 系统中基于纹理分析和灰度分析的两个模块，然后使用决策引擎融合这两个模块各自的结果，获得整体分析结果。根据新加坡眼科研究所的一批在眼底彩照上进行的样本实验结果，他们在病理性高度近视的诊断上获得了 90% 的敏感性和 94% 的特异性，总体准确率高达 92.5%。然而，与较为简单的支持向量机相比，深度学习算法能够提取更加抽象的高维特征，从而大幅度提高准确率，更准确地区分病理性高度近视和非病理性高度近视。如今大多数图像分类方法都基于深度学习中的卷积神经网络模型。PALM 眼底彩照病理性高度近视挑战赛的第一项任务就是对病理性高度近视定性分类，来自全球各地的参赛队伍使用不同的卷积神经网络模型对患有病理性高度近视的风险进行了预测。Zhang 等开发了一种深度学习算法，除了视网膜眼底彩照，他们还考虑了遗传因素、人口统计学信息和临床信息。他们提出了一种用于识别病理性高度近视的计算机辅助诊断方法，并命名为

PM-BMII。该方法基于不同模态的数据集合，即视网膜眼底彩照、临床数据和遗传相关数据，能够自动检测病理性高度近视。在多模态数据下，该方法的曲线下面积（AUC）值为88%。来自谷歌的研究人员 Varadarajan 等在卷积神经网络中引入注意力机制，训练了一种深度学习算法，对屈光度不正进行预测，并通过注意力热图表明视网膜中央凹区域是对预测贡献度最大的区域之一。Dai 等设计了具有两个分支的 CNN 模型，一个分支用于区分正常和异常眼底图像，另一个分支用于区分单纯性高度近视和病理性高度近视图像，但该模型需要进行两步判断，在预测速度上慢于端到端的直接分类方法。

　　高度近视患者眼底中常出现伴视盘萎缩病变。伴视盘萎缩是高度近视患者眼底的典型病变，也是高度近视诊断的重要依据。因此，类似伴视盘萎缩的病灶分割对于高度近视的诊断和治疗具有十分重要的意义。伴视盘萎缩的大小和位置不固定，若扩张到黄斑区，将会对患者的视力造成极大的损害，使患者连近处的物体也难以看清。一般根据伴视盘萎缩的边缘来判定其是否仍在扩张，清晰的边缘意味着伴视盘萎缩很可能已经停止扩张；边缘模糊不规则，则表明伴视盘萎缩还在扩张。目前有关伴视盘萎缩分割的研究不多，网上的数据集十分有限，人工标注需要耗费非常多的时间和精力，且标注精度容易受人的主观因素影响。此外，早期的伴视盘萎缩呈月牙形，在视盘附近，面积较小，与视盘的亮度差异不明显，分割时容易受到视盘的干扰。同时，高度近视患者常伴有豹纹状眼底，这是视网膜被拉伸的结果，暂时无法通过手术或者特效药治疗。可透见的血管会影响病灶区域的识别和分割，降低分割精度。伴视盘萎缩的扩张没有明显的规律，不同患者眼底伴视盘萎缩的形状、大小差异大。伴视盘萎缩内有明显的色素沉积，当其扩张到一定程度时，会改变眼底形态。当伴视盘萎缩还在扩张时，其边缘是模糊不清的，难以提取相关的轮廓信息。由此可见，多种因素制约着伴视盘萎缩分割网络的研究。

　　针对伴视盘萎缩的自动分割和量化研究工作在2010年左右开始出现。Lu 等提出了伴视盘萎缩的计算机量化方法。该方法利用 RGB 图像的红色和蓝色通道，最大限度地提取伴视盘萎缩的信息特征，同时降低血管等因素的干扰。采用扫描滤波、阈值分割、区域生长和带有形状约束的改进 Chan-Vese 模型对伴视盘萎缩进行了分割和量化分析。实验结果显示，该方法能够自动检测伴视盘萎缩区域，平均精度达到了92.5%，与真实标签的相关系数达到了0.98。由于伴视盘萎缩在视盘周围，其分割受视盘干扰较大，如何区分伴视盘萎缩和视盘也是研究的一个难题。Srivastava 等提出了一种用于视盘分割的深度学习网络，它可以通过特征学习来区分伴视盘萎缩和视盘。同时采用基于特征的图像增强方法，分割结果的平均重叠误差为9.7%，低于其他分割算法。Zhang 等提出了一种将置信图与条件随机场模型相结合的伴视盘萎缩自动分割算法，优化了神经网络初始分割结果。该网络使用整体嵌套边缘检测得到置信图，利用置信度映射构造条件随机场模型，并采用最大后验推理进行分割，再通过后处理进一步细化分割结果。该方法具有较好的鲁棒性，将平均 F-score 从0.57提高到了0.67，提升了分割效果。Feng 等开发了一种新的伴视盘萎缩分割算法,网络框架以整体嵌套边缘检测为基础。首先,对数据集进行预处理,提取感兴趣区域并进行归一化处理。其次,端到端模型提取丰富的层次特征,并对侧输出进行深度监督。再次,将新的平衡参数加入损失函数中分割病灶区域。最后,通过全卷积神经层生成全局映射图。实验表明,该模型在成人和儿童眼底彩照数据集上都取得了不错的效果,成人测试集(200 张)的平均 F-score 为 0.791 0,儿童测试集(50 张)的平均 F-score 为 0.747 8。

四、存在的问题及展望

统计数据显示,2018 年全国儿童青少年总体近视率为 53.6%。其中,6 岁儿童为 14.5%,小学生为 36.0%,初中生为 71.6%,高中生为 81.0%。并且在高三近视学生当中,高度近视占比为 21.9%。2018 年国家卫生健康委员会发布《综合防控儿童青少年近视实施方案》,力争到 2030 年实现全国儿童青少年新发近视率明显下降,6 岁儿童近视率控制在 3% 左右,小学生近视率下降到 38% 以下,初中生近视率下降到 60% 以下,高中生近视率下降到 70% 以下,同时要求政府、学校、医疗卫生机构、家庭和学生各方面共同努力,切实降低儿童青少年近视发生率,提升儿童青少年体质健康水平。由此可见,国家对近视防控的高度重视和近视防控的紧迫性。与糖尿病视网膜病变相似,高度近视的人工智能诊断算法亟待临床实际诊疗环境下的现场验证,而不是仅仅采用已有的实验室数据进行验证。用具有统一标准的、包含各种影响因素的实时数据得到的验证结果才更加具有说服力。而且用于诊断高度近视的人工智能算法模型在应用时还需要在不同地区、不同种族的人群中进行评估,以验证该模型的鲁棒性和泛化能力。由于高度近视在儿童青少年和老年人群中的表现存在一定差异,在搭建人工智能算法模型时也应该同时考虑病例的年龄乃至性别、家族遗传史等因素,以提高人工智能算法模型的诊断性能。

此外,高度近视患者发生视网膜脱落的概率更大,患青光眼的概率也更高。许多高度近视患者的视野里会出现漂浮物和阴影。高度近视的典型病灶伴视盘萎缩也经常出现在患有青光眼的眼底彩照中,这是大量近视患者被诊断为青光眼的原因之一。因此在未来研究中需要加强对多病种之间相互区分和病程联系的关注。

第四节 其他常见眼底病的人工智能研究

一、青光眼

青光眼是以视盘萎缩和凹陷、视野缺损和视力下降为特征的疾病。眼压的病理性增高和视神经的血液供应不足是其发病的主要危险因素。它是世界上第二大致盲眼科疾病,是失明的主要原因之一。在全球 7 000 万青光眼患者中,500 万~700 万患者失明，预计到 2040 年，青光眼将影响全球 1.12 亿人。青光眼的特点是进展较为缓慢，在早期阶段并没有十分明显的症状，很难引起患者的重视，等到发现视觉损伤时多已发展到后期，患者往往已经错过了最佳治疗阶段。由于青光眼的不可逆性和缺乏长期有效的治疗方案，如果能够在早期及时发现并治疗，多数青光眼患者可以保持现有视力，因此对青光眼的早期筛查显得极其重要。大多数青光眼患者的视神经损伤是因眼球内的房水循环受阻引起的眼内压升高超过了视神经所能耐受的眼压限度，造成了视神经缓慢的进行性损伤。青光眼主要表现为视盘的中心亮区域（视杯）的扩增。临床上最常使用的诊断指标是眼底视神经乳头视杯（OC）与视盘（OD）的直径比即杯盘比（cup to disk ratio，CDR）和视网膜节细胞神经纤维的缺失情况。而基于 OD 和 OC 区域的评估方法又可以细分为视盘/视杯分割和直接 CDR 估计。本小节将主要对这些领域的研究进展进行介绍。国际上广泛使用的视盘/视杯分割和青光眼诊断/分级的公开数据集已在表 5-3 中列出。

表 5-3 国际上广泛使用的视盘/视杯分割和青光眼诊断/分级的公开数据集

数据集名称	眼底彩照数量（张）	眼底彩照分辨率
ONHSD	100	640×480
Drishti-GS	101	2 896×1 944
Drions-DB	110	600×400
ORIGA	650	3 072×2 048
RIGA	750	2 240×1 488 至 2 743×1 936
ACHIKO-K	258	640×480、2 144×1 424、3 216×2 136 等
REFUGE	1 200	2 124×2 056、1 634×1 634
SCES	1 676	3 072×2 048
SINDI	5 783	3 072×2 048
LAG	11 760	582×597 至 3 456×5 184

在青光眼的诊断中，除了视野缺损、眼压升高外，杯盘比是一个十分重要的指标。越大的杯盘比预示着越高的青光眼患病风险。在杯盘比的计算过程中，需要获得视盘与视杯的垂直高度，因此视盘与视杯区域的准确分割对青光眼的诊断十分重要。基于这一先验知识，许多研究都致力于对青光眼图像的视杯和视盘进行检测。如 Agawal 等通过自适应阈值从图像中提取均值、标准差等特征来分割 OD 和 OC，对噪声和图像质量具有较好的鲁棒性，能够达到 90% 的准确率。随着深度学习的不断发展，Ferreira 等设计了一种纹理特征描述子和卷积神经网络模型来诊断青光眼；他们首先用一个 U-Net 来分割 OD 区域，然后受生物学领域知识的启发，设计了一个叫作系统发生多样性指数的模块来提取眼底彩照的语义特征，最后用一个基于卷积神经网络的分类器来诊断青光眼。Pal 等则设计了一个用于青光眼分类的 G-EyeNet，在规模较小的数据集

上能够取得很好的效果。该网络模型首先执行图像分割，然后将提取到的感兴趣区域输入到一个类似 U 形的编码器-解码器网络架构中进行图像重建。最后，在青光眼分类的编码器中加入了后接 softmax 的全连接层作为分类器。另一种评估杯盘比的方法是放弃分割 OD 和 OC 区域的中间步骤，直接从眼底彩照中估计 CDR。Zhao 等提出的多尺度特征融合网络中，输入的眼底彩照通过三个 Dense Blocks，提取到的特征再通过特征金字塔融合模块和全连通特征融合模块学习和融合多尺度特征，最后使用随机森林回归方法进行 CDR 的估计。

考虑到视网膜节细胞神经纤维的缺失可以作为检测青光眼的一个特征，另一种对青光眼的临床诊断方法是评估视网膜节细胞神经纤维的缺失情况。Acharya 等利用数字图像处理中的高阶光谱和纹理特征，归一化图像后采用随机森林分类器诊断青光眼，诊断准确率达到了 97%。此外还有利用 Gabor 变换（Acharya 等）、小波变换（Shishir 等）等方法提取眼底彩照的特征，采用机器学习中的支持向量机或 K 邻近算法对青光眼图像进行分类检测，均取得了 95% 以上的准确率。

与糖尿病视网膜病变类似，基于眼底彩照的青光眼人工智能诊断算法在临床上也有许多实际应用。IBM 研究院在青光眼的筛查领域投入了大量资源，采用 Watson 的认知计算处理眼部图像并进行医学分析。Raghavendra 等从印度的 Kasturba 医学院获取了 1 426 张临床眼底彩照，利用包含 5 个卷积层的深度为 18 的卷积神经网络进行青光眼分类。Liu 等则提出一个名为 "Glaucoma Diagnosis with Convoluted Neural Networks（GD-CNN）" 的基于残差网络的深度学习系统（DLS）。他们在一个包含 241 032 张临床眼底彩照的本地数据集上进行网络模型的训练和验证，并进一步提出了一个在线深度学习系统来提高 GD-CNN 在其他数据上的泛化能力。

综上所述，青光眼是继白内障之后的世界上第二大致盲疾病，及时对青光眼的早期病症进行诊断，才能达到早发现、早治疗的目的。传统的眼底图像处理需要借助人工设计相关特征，但是人工设计的特征并不适用于绝大部分的图像数据，这就导致了研究人员工作的烦琐性和低效率。近年来，越来越多深度学习诊断算法和诊断系统被应用于青光眼的分析与检测。深度学习算法虽然具有很高的准确率和预测速度，但泛化能力较差，且不具有可解释性，但是，青光眼的人工智能算法仍有改进的余地。一种思路是通过注意力热图为诊断提供指导，可视化深度学习网络模型的内部特征分布。此外，患者的年龄、种族、家族遗传史等因素也可能影响青光眼的诊断结果。

二、白内障

白内障是以色觉降低或改变、视线模糊、光源产生光晕、无法适应亮光、黑暗环境下视觉障碍为特征的疾病。引发白内障的主要原因是眼睛晶状体蛋白的变性或老化，晶状体变得浑浊从而造成视力缺损。白内障会导致严重的视力损伤，是导致失明的最严重的眼病之一。

我国在白内障的人工智能诊断领域处于世界领先行列。Zhou 等将深度学习用于白内障诊断（非白内障/白内障）和白内障分级（非白内障、轻度白内障、中度白内障和重度白内障）。他们首先建立了一个数据集，包含来自中国北京同仁医院的 1 355 张临床采集的眼底彩照。其中 433 张是非白内障图像，922 张是白内障图像。他们提出的离散状态转移（DST）和经验离散状态转移（EDST）策略可以减少网络模型的参数量，防止模型过拟合。Xu 等提出了一种用于白内障分级的混合全局-局部特征表达的卷积神经网络模型。在专业眼科医生手工标注的 8 030 张眼底彩照数据集上，他们首先使用 AlexNet 学习全局特征，然后在卷积神经网络的每一层上使用一个反卷积网络来分析哪个像素点对分类预测的贡献最大，并解释错误分类的情况。最后采用一个混合模型进行分类，该混合模型是多个 AlexNet 的集合，结合了全局和局部的特征表达。Yang 等则对眼底彩照进行健康、轻度白内障、中度白内障、重度白内障的四类分级。输入的眼底彩照在经过提取绿色通道、对比度增强和滤波等预处理后，被提取如亮度、对比度、逆差矩等共 40 类特征，最后输入具有 40 个输入节点、10 个隐藏层和 4 个输出节点的 BP 神经网络中进行分类。

　　基于眼底彩照的白内障人工智能诊断算法是一个很有前途的方向，除了检测是否具有白内障之外还需要对白内障的严重程度进行分级。但白内障的人工智能诊断没有通用的公开数据集，各研究仅在自行采集的本地数据集上进行验证，并且白内障的分级没有像糖尿病视网膜病变一样的国际通用分级标准，这些限制使得不同的研究之间缺乏可比较性。除此之外，不同眼病的诊断可能会相互影响。例如，对于同时患有青光眼和白内障的患者，由于白内障引起的眼底特征模糊，无法准确检测视杯、视盘或视网膜节细胞神经纤维，这可能使得青光眼难以诊断。因此，同时诊断白内障和其他眼底疾病也非常具有挑战性。

三、黄斑病变

　　眼底彩照中的视盘、视网膜血管和黄斑是组成眼底的主要生理结构。其中，黄斑因富含大量负责视觉和色觉的视锥细胞而具有极为重要的意义。在空间坐标中，黄斑位于眼后极部，与视盘中心形成约 2.5 个视盘直径的间隔，并与其形成一定的角度差。在生理结构上，黄斑富含叶黄素，并且无血管或仅有少量微细血管，因此在眼底图像中常表现为位于中心的较暗类圆形区域。该区域中心位置存在一个凹陷称为中央凹，它是视觉功能中最敏锐的结构。黄斑区域中的细胞因生理结构上相对脆弱而较易产生病变，并且出现在这里的任何病变都将导致视力的严重损伤，甚至会导致失明。其中，年龄相关性黄斑变性（AMD）是导致老年人失明的主要原因；糖尿病性黄斑水肿（DME）是致使大多糖尿病患者视力受损的重要疾病。当出现临床症状时，就表明患者需要立刻接受激光治疗，否则将严重损害患者的视觉功能。因此，利用计算机技术对眼底图像中的黄斑区域进行处理和分析，从而提升病理分析精确度以及医学筛查诊断效率，将对减少和避免患者视功能受损具有尤为重要的价值。

　　年龄相关性黄斑变性（AMD）是 50 岁及以上人群视力丧失的主要原因，主要表现为黄斑区域的结构性改变，会导致视野中心区域的视觉损失和周边区域的模糊与形变。根据是否存在渗出物，AMD 可以分为干性（非渗出）和湿性（渗出）两种，干性 AMD 是由视网膜色素上皮层萎缩、视网膜中心部分的感光细胞缺失导致的视觉损伤，主要症状为黄斑区域的玻璃膜疣和代谢物沉积。湿性 AMD 是由脉络膜毛细血管层的异常血管增生导致的黄斑区域下血液与蛋白质渗出，这些血管的出血、渗出和结疤最终导致感光细胞的不可逆损伤，如果不及时治疗将造成快速的视觉丧失。通过眼底图像检测黄斑区域的病变损伤是 AMD 诊断的主要方式，但由于黄斑区域的病变导致黄斑区域的结构性变化，直接定位黄斑区域相对困难，因此常通过定位视盘区域，并根据视盘与黄斑的相对位置关系定位黄斑区域以进行后续的损伤检测。由此可见，视盘区域的准确定位有助于 AMD 的分析诊断。对 AMD 尚未明确确切的病因，可能与遗传因素、环境影响、视网膜慢性光损伤、营养失调、代谢障碍等有关。衰老和退变是引起 AMD 的重要因素。统计数据显示，2015 年全球有 620 万人患有 AMD。国际上广泛使用的相关公开数据集主要包括 AREDS、iChallenge-AMD 和 KORA。其中，AREDS 数据集被广泛应用于 AMD 的诊断，它包括从 5 208 名参与者中获取的 206 500 张眼底彩照；iChallenge-AMD 是被用于 iChallenge 竞赛的数据集，它由 1 200 幅图像组成，其中 77％来自非 AMD 患者，23％来自 AMD 患者，提供了黄斑变性/非黄斑变性、视盘边界、中央凹位置以及病灶边界的标签；KORA 数据集（Brandl 等，2016 年）则是从德国南部 25 至 74 岁的 2 840 名参与者中获得的。Govindaiah 等于 2018 年评估了深度学习网络在两类（健康/早期 AMD、中期/晚期 AMD）和四类（无 AMD、早期 AMD、中期 AMD、晚期 AMD）分类任务中的性能，被评估的网络包括有迁移学习的 VGG16、无迁移学习的 VGG16 和 ResNet-50。Tan 等则设计了一个 14 层的卷积神经网络模型用于早期 AMD 诊断。他们的数据来自 Kasturba 医学院眼科，包括 402 张正常图像，583 张早期、中期黄斑变性或遗传性黄斑变性的视网膜图像，125 张湿性黄斑变性的视网膜图像。Burlina 等进一步使用深度学习算法对 AMD 患者进行了详细的严重程度表征和 5 年风险评估，他们采用的分类网络是 ResNet-50。为了评估晚期 AMD 患者的 5 年风险，他们评估了 3 种基于深度学习的策略，即软预测、硬预测和回归预测。

糖尿病性黄斑水肿（DME）是糖尿病视网膜病变最常见的并发症，可能导致严重的视力损伤，甚至致盲。DME 指由糖尿病引起的黄斑中央凹一个视盘直径范围内的细胞外液积聚所致的视网膜增厚或硬性渗出物沉积，影响其形成的因素有糖尿病视网膜病变的严重程度、糖尿病的病程、玻璃体后脱离等。目前对 DME 的人工智能诊断算法主要包括两阶段网络架构和多尺度网络。Mo 等提出了用于 DME 诊断的级联深度残差网络模型，所使用的数据集包括 e-ophtha EX 和汉密尔顿眼科研究所黄斑水肿数据集（HEI-MED）。HEI-MED 数据集由 169 张眼底彩照组成，其中 115 张为健康图像、54 张为含有渗出物的图像。他们提出的网络框架分为两个阶段，第一阶段用分割渗出物的深度全卷积残差网络（FCRN），裁剪一个固定大小的区域，其中心像素具有最大概率值，该区域被输入到第二阶段的深度残差网络，从而完成二分类任务。另一种对DME 的诊断方法是采用多尺度网络。He 等提出了一种基于多尺度方法的 DME 分类方法。他们使用 IDRiD 和 Messidor 作为数据集，首先通过 U 形网络生成视网膜中央凹和硬渗出物区域的掩模，然后设计一个以 VGG16 为骨干的多尺度特征提取模块。中央凹和硬渗出物区域的掩模和提取到的多尺度特征被融合在一起，输入到一个 XGBoost 分类器从而得到最终分类结果。

在医学领域，黄斑病变类型多且表征复杂，主要病变类型包括 AMD、DME 等，病变表征包含微动脉瘤、出血、渗出等。然而对黄斑病变的关注与它的患病率和严重程度非常不匹配，对黄斑病变的诊断研究远远少于对糖尿病视网膜病变或青光眼的诊断研究，并且国际上相关的公开数据集和图像数量也远远不及糖尿病视网膜病变或青光眼的。因此，利用人工智能算法对眼底彩照中的黄斑区域进行处理和分析，具有很大发展空间和潜力。

第六章 眼底图像分割

眼底图像分析和处理是眼科医生评估糖尿病视网膜病变（diabetic retinopathy，DR）、黄斑变性、青光眼等眼底疾病的关键。其中，眼底图像分割技术具有提取图像中感兴趣区域的特定信息和目标的功能。通过对眼底图像中的血管、视盘、黄斑、相关疾病病灶等组织进行分割，提取各类组织的物理形态，以满足医学上对这些组织进行定量测量的需求（如病变的形状、体积、面积和直径等）。

第一节 眼底图像分割的发展现状

一、概述

随着医疗影像技术的发展，通过眼部的彩色眼底视网膜图像、光学相干断层扫描图像（OCT）等非侵入式的眼底检查方式，医生可以对受检者眼部做出准确而全面的分析，这在眼部疾病的精确诊断和眼疾病监控上起到了极其重要的作用。并且随着眼底照相机技术的不断发展，通过眼底照相机可以获得相对高清的眼底图像，同时由于眼底照相机设备的价格相对较低，检查过程相对简便，眼底图像已经成为眼科疾病中眼底检查的普遍手段，因此如何有效且准确地处理和分析眼底图像，从而充分利用眼底图像的相关信息，对眼部疾病的及时诊断和治疗显得尤为重要。

眼底图像分割技术将眼底图像分成若干个特定的、具有独特性质的区域并提取感兴趣目标。它是从眼底图像处理到眼底图像分析的关键步骤，也是充分利用眼底图像信息的一种手段。它通过对眼底图像中的相应组织进行分割，提取各类组织的物理形态，便于之后对其进行形态学研究，测量分割组织的面积、直径等特征，辅助医疗诊断。

在传统医疗手段中，眼底图像分割通常采用医生手工进行分割的方式，不仅需要花费大量的时间和精力，而且分割效率低下、可重复性不强。而如今随着计算机等高新技术产业的发展以及先进医疗设备的不断普及，为了满足医学上对眼部疾病及时诊断和治疗的需求，国内外有许多利用计算机技术处理眼底图像的算法不断被提出，计算机辅助诊断系统在医疗领域得到了广泛的应用。其中，基于计算机算法的眼底图像分割技术可以自动地对眼底组织进行分割并输出显示，无须人工干预，极大地减轻了医务人员的工作压力，提高了临床诊断效率，为早期眼底疾病的筛查以及各种眼底疾病智能筛查系统的开发提供了技术支持。

基于计算机算法的眼底图像分割技术的发展分为两个阶段，早期阶段的眼底图像分割技术通常基于传统图像分割算法。这些方法大致包括基于阈值的方法、基于区域的方法、基于匹配滤波的方法、基于形态学的方法、基于形变模型的方法等。然而，上述方法都有各自的有效性，分割准确性仍有进一步提高的空间。并且以上方法大都需要在分割前，人工进行相关模型的设计，极大增加了人工带来的不确定性，例如基于形变模型的方法对初始曲线的设计十分敏感。现阶段，随着机器学习的深入研究，基于人工智能算法的眼底图像分割技术登上历史的舞台。基于人工智能算法的眼底图像分割技术通过机器的自学习能力，学习眼底图像的相关组织特征，从而不断调优参数，输出最优分割模型。基于人工智能算法的眼底图像分割技术可以自动地输出最优分割模型，无须人工过多干预，因此具有更好的鲁棒性和分割效果。下面将对基于人工智能算法的眼底图像分割方法进行介绍。

二、基于人工智能算法的眼底图像分割方法

随着机器学习算法的日新月异，基于机器学习算法改良的人工智能眼底图像分割方法成为研究的主流。基于人工智能算法的眼底图像分割方法具有较高的敏感性、特异性和鲁棒性，若眼底图像出现病变区域视网膜血管出血以及棉絮斑等显示不佳的情况，这种较高的鲁棒性可以使得经过图像分割后的组织也能够清晰地显示出来。目前，基于人工智能算法的眼底图像分割方法大致可以分为有监督和无监督两类。

（一）无监督眼底图像分割方法

无监督眼底图像分割方法直接从未标记的数据中得到待分割组织特征从而构建分割模型。这类方法主要利用拓扑结构信息及像素之间的邻近关系来进行前景和背景的分离。常用的有基于半径的聚类算法、K 均值聚类算法、图搜索元启发式算法等。然而，由于无监督算法是靠算法本身探究数据的特征和规律，因此此类算法的敏感性高，但准确性和特异性相对较低。因此，无监督眼底图像分割方法应用相对较少。

（二）有监督眼底图像分割方法

有监督眼底图像分割方法通过输入眼底图像及其对应分割标签训练分割模型，将每个像素标记为前景或背景。在训练阶段，模型学习训练数据的特征以不断调优参数，输出相应的全局最优或局部最优分割模型。由于最终输出分割模型是由真实标签训练而来的，因此它们通常能保持较好的泛化性能，在不同的数据集上取得更好的分割结果。有监督眼底图像分割方法一般分为传统机器学习和深度学习两类，传统机器学习包括 K 近邻、支持向量机、神经网络、高斯混合模型、AdaBoost、条件随机场等，深度学习则通常采用近年发展起来的卷积神经网络（CNN）方法，二者的区别见图 6-1。

1. 基于传统机器学习的有监督眼底图像分割方法

基于传统机器学习的有监督眼底图像分割可分为以下四步。首先，将眼底图像进行一定的预处理，如降低噪声、增强对比度、消除伪影和改善亮度信息等。其次，设计特征提取器，如多尺寸匹配滤波器、Hessian 矩阵、灰度共生矩阵等，使算法能够定量分析目标的轮廓、纹理、颜色等特征信息，并获取图像的感兴趣区域和特征参数。

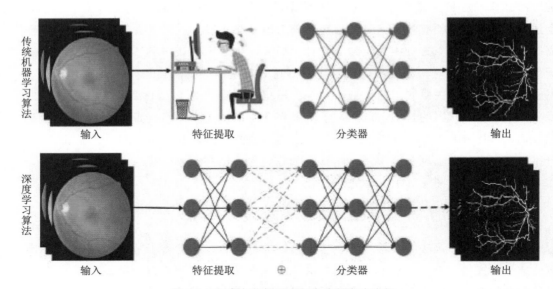

图 6-1　两类有监督眼底图像分割方法流程

再次，将相关特征进行转化，再利用单个或组合分类器根据特征提取器获取的特征先验信息，将图像分割为不同的组成部分。最后，使用合理的后处理算法去除异常点，提高算法整体的准确率。虽然基于传统机器学习算法分割的结果精度较高，但会出现假阳性高、分割结果相比金标准分割过粗的现象，同时存在病理信息、黄斑和视盘周围误分割或过分割等问题。尽管如此，传统机器学习算法依然是现在人工智能和医学领域研究的热潮。

基于传统机器学习算法会高度依赖于提取的特征类型，这些特征信息可能代表一种特定的数据集，但不代表其他的数据集，因此输出的分割模型往往泛化性能不强、可移植性差。此外，人工手动设计目标特征提取器是一项烦琐的任务，需要大量的时间和专业知识。为了弥补这一缺陷，深度学习算法应运而生。基于深度学习的有监督眼底图像分割方法近年来普及性较强、范围较广，相比于基于传统机器学习的眼底图像分割方法基本可以忽略后处理算法，有效降低前期人工手动设计目标特征提取器带来的人工干预过多的现象。

2. 基于深度学习的有监督眼底图像分割方法

基于深度学习的有监督眼底图像分割方法主要包括三步。首先，将眼底图像进行一定的预处理，降低噪声、增强对比度、消除伪影和改善亮度信息等。其次，使用数据增强方法扩充训练数据集，以此增强训练后模型的泛化性能和分割精度。最后，将扩充后的训练数据集输入如卷积神经网络的深度学习网络，利用网络提取待分割组织的多层次结构，随后输入分类器中进行进一步训练，并得到最终的分割结果。

基于深度学习的有监督眼底图像分割方法是一种数据驱动的算法，该算法需要从带有大量标注的训练数据集中学习数据之间的规律信息，确定分割模型的参数。相比传统机器学习算法，无须人工手动设计目标特征提取，即可有效地自动挖掘分割目标的特征和精细信息。基于深度学习的有监督眼底图像分割方法不仅能有效解决预处理和后处理等烦琐的步骤，而且采用的大量训练数据可以加强模型的泛化性能，提高模型的可移植性。

目前，常用的应用于眼底分割的深度学习网络有 U-Net、FCN、GAN、ResNet 等。

第二节　视网膜血管分割

一、概述

视网膜血管是眼球的重要组成部分，其血管网络形态等很多特征能直接提示一些疾病。以糖尿病、高血压等慢性疾病以及青光眼、白内障等眼科疾病为例，这些疾病或多或少会在一定程度上影响眼底的激素水平，造成视网膜血管的形变（如血管的直径等特征的变化），并引发眼底血管的出血、水肿、硬化、渗出以及血管瘤样改变等，从而提示人体全身的一些已知或未知的病变及其性质特点和程度。因此眼底图像中的视网膜血管形态学分析在这些疾病的分析、诊断和治疗过程中扮演着非常重要的角色。

然而，在三维成像中，视网膜血管的拓扑结构十分复杂，细微分支极多，呈现树形结构，且动脉和静脉之间彼此独立，不会出现重合现象，而呈现在二维眼底图像中时，便不可避免地丢失了第三维度信息，使得图像中的血管出现形似交叉、缠绕等现象。此外，在医学成像设备获取眼底图像的过程中，也会由于噪声的存在、不均匀光照、细微血管处血管与背景对比度较差等因素，出现一定程度上的失真。为此，如何精确地从眼底图像中分离出血管成为近年来医学领域的一项极大挑战。

早期的眼底分割大多采用传统的方法，这些方法大致可以分为以下几种：基于血管跟踪的方法、基于匹配滤波的方法、基于形态学的方法和基于形变模型的方法。研究发现，传统的视网膜血管分割方法或多或少存在些许不足。基于血管跟踪的方法在分割过程中易受到分支节点的干扰。基于匹配滤波的方法性能取决于模板与血管之间的匹配程度，会受到例如血管中心光反射、半径变化、病变干扰等因素的影响。基于形态学的方法严重依赖于结构元素的选择，没有充分利用诸如血管轮廓之类的血管特征。基于形变模型的方法对初始曲线的位置非常敏感，计算也更加复杂。这些传统方法虽然可使视网膜血管分割的敏感性达到可接受的范围，但特异性普遍上有待提高。并且，这些传统方法因不涉及机器自我学习和自适应等技术，严格意义上不属于人工智能的范畴。随着机器学习的不断发展，基于机器学习的图像分割方法的分割性能不断提升，基于人工智能算法的视网膜血管分割方法近年来被广泛应用。

二、基于人工智能算法的视网膜血管分割方法实例

（一）基于 U-Net 的视网膜血管分割方法流程

本实例采用基于人工智能算法的视网膜血管分割方法，总体流程见图 6-2。首先，

将训练集的眼底图像进行预处理，预处理步骤大致包含归一化处理和数据扩增。归一化的目的是增强血管和背景的对比度。由于医学图像的复杂性，前景与背景之间往往很难划分边界，需要通过传统图像处理步骤来完成归一化，包括通道变换、直方图均衡化和伽马校正。接着对预处理图像进行数据扩增。由于数据稀少，对数据进行扩增是必要和有意义的。数据扩增的步骤包括随机采样小图像块再拼接成相同大小的完整图像。由于包含了随机性，数据扩增而来的图像可被认为是一张新图像。通过扩增训练集中图像的数量，可以提高模型的鲁棒性和泛化性，保证训练过程的稳定性，避免训练过程中的过拟合。最后将预处理数据送入分割网络训练，在训练迭代过程中，监督损失变化和保存网络参数，预测过程中使用最优损失模型对测试图像进行预测以评估模型的血管分割能力。

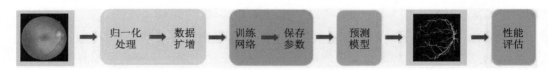

图 6-2　基于人工智能算法的视网膜血管分割方法流程

在训练网络阶段，选用基于 U-Net 的分割网络。

U-Net 在 2015 年 ISBI cell tracking 比赛中获得多项第一，主要针对医学图像。同时，U-Net 结构简单，参数量小，因此特别适合于小数据量的医学图像分割领域。

（二）数据集

本实例在 3 个公开数据集上验证方法性能，分别是 DRIVE、CHASE_DB1、STARE，每个数据集都包含高质量的眼底图像以及对应的精细分割标签。

DRIVE 数据集包含 40 张像素大小为 768×584 的彩色眼底图像，来自荷兰的一个糖尿病视网膜病变筛查计划。从 400 名 25～90 岁的糖尿病患者的拍摄图像中随机挑选 40 张样本构成 DRIVE 数据集，每张图片都是使用佳能 CR5 非散瞳 3CCD 相机以 45°视场拍摄的，其中 33 张不包含任何糖尿病视网膜病变的病理特征，另外 7 张包含早期糖尿病视网膜病变的轻微病理特征。该样本集合被分为训练集和测试集，分别包含 20 幅图像及对应标签和掩模图像，其中训练集包含 1 个人工分割标签，测试集包含 2 个人工分割标签。

CHASE_DB1 由 28 张像素大小为 1 280×960 的眼底图像构成，该数据集来自英国儿童心脏与健康研究，该研究旨在发现视网膜血管与心血管疾病的早期危险因素之间的关联。每张图片使用 Nidek NM-200-D 眼底照相机以 30°视场拍摄。本实例对 28 张图像进行划分，14 张图片以及对应标签为训练集，其余则构成测试集。

STARE 包含 20 张像素大小为 700×605 的图片。每张图片以 35°视场拍摄。由于该样本集合没有划分训练集和测试集，本实例使用数据的前一半作为训练集，其余作为测试集。

（三）眼底图像的预处理

由于医学图像的复杂性和特异性，高质量的医学图像分割标签很难获得，因此，上述3个小数据集很难满足深度神经网络的训练需要，所以对训练图像进行数据预处理是有必要的。为了突出血管和背景的对比度，通过如下步骤进行图像归一化（图6-3）。

（1）将原始 RGB 眼底图像转换为单通道图像。

（2）对全量数据集进行均值方差归一化。

（3）对步骤（2）所得图像采用对比度受限的自适应直方图均衡化以增强前景与背景的对比度。

（4）对步骤（3）所得图像采用伽马校正以进一步提高图像质量。

如图6-3所示，图6-3d和图6-3e的血管和背景区域的对比度更高，血管的边界更加清晰，同时在中心黄斑区域血管末梢表现出更多细节，通过伽马校正，e 比 d 在灰度分布上更加均衡。

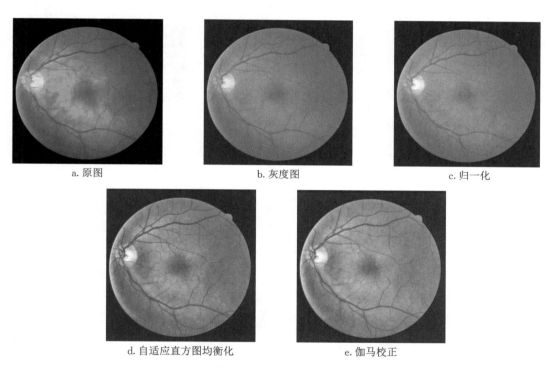

a. 原图　　　　　　　　b. 灰度图　　　　　　　　c. 归一化

d. 自适应直方图均衡化　　　　　　e. 伽马校正

图 6-3　眼底图像预处理

（四）眼底图像数据扩增

由于实际中获取的数据集中带标签的图片数量有限，因此需要对训练数据进行数据扩增来满足训练需要，同时保证模型的鲁棒性。具体做法是在每张图片上随机采样小图像块作为训练数据，如图6-4所示，其中图6-4a是原始图像数据扩增后的训练数据样本，图6-4b和图6-4c分别为其预处理后的训练数据样本和训练标签样本。每个数据集都分为训练集、验证集和测试集。对于 DRIVE 数据集，将使用20张图片进行训练和验证，其余图像用于测试。由于 STARE 和 CHASE_DB1 数据集没有预先划分为训练集和测试集，因此将其中的一半随机分成训练集、测试集。在训练期间，为每个图像随机采样1 000个小图像块。每个小图像块的大小为 64×64，训练集与验证集之比为 8∶2。在测试阶段，将测试图片采样成小图像块预测并将预测结果拼接成原图。

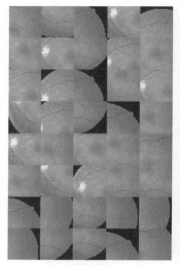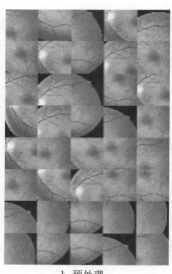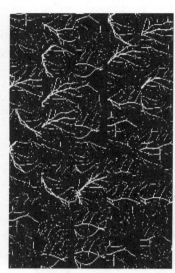

a. 随机采样图   b. 预处理   c. 标签

图 6-4　眼底图像数据扩增

（五）模型训练

对数据集进行预处理和数据扩增后，将训练数据集以 8∶2 的训练/验证比例输入 U-Net 网络进行训练，U-Net 网络具体的结构见图 6-5。在训练阶段，设置 batch 为 8，共训练 50 epochs，采用 Adam 作为优化器，初始学习率设置为 1e-3，学习率调整策略为多步学习率。具体做法是在网络训练到某一特定轮数时将学习率乘以一个衰减因子，一般衰减因子设为 0.1，在网络训练到一定程度后，训练损失可能在继续训练很多个 epochs 后都不会发生明显下降，表明网络此时可能陷入局部训练瓶颈，考虑将学习率乘上衰减因子加速梯度下降过程。本次的学习率调整轮数设置为 20 和 35，采用医学图像分割领域常用的交叉熵损失（Binary Cross Entropy Loss，BCE Loss）和 Dice Loss 的联合损失作为损失函数，损失函数定义公式（6-1）如下：

$$Loss(o, t) = -\frac{1}{n}\sum_i (t[i] \times \log o[i]) + (1 - t[i]) \times$$

$$\log(1 - o(i)) + 1 - \frac{2 \times |o \bigcap t|}{|o| + |t|}$$

(6-1)

式中，o 代表网络输出，t 代表标签图，由于 Dice Loss 在极端情况下会产生训练不稳定的情况，故加入 BCE Loss 损失函数辅助网络前期训练。

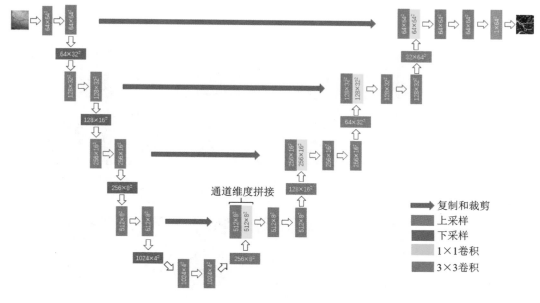

图 6-5　U-Net 网络结构

（六）测试（临床）图像输入

输出分割模型后，将 DRIVE、CHASE _ DB1 和 STARE 三个数据集中的测试集输入 U-Net 模型进行分割。表 6-1 为三个数据集的血管分割评估结果。

准确率（ACC）、敏感性（SEN）、特异性（SPE）、F1 值和 AUC 在上一章节进行了介绍。特异性代表被正确检测的负样本的像素个数占所有相关样本个数的比例，在本实例中体现的是检测所有非血管像素即背景像素的能力。在理想情况下，敏感性和特异性都可以达到1，即所有正、负样本都被正确识别。但在现实情况下，敏感性往往表现比特异性差，在一张图片中充斥着大量负样本，负样本的特征往往比较简单，模型将负样本判为正样本的概率较小。而由于训练的模型往往不是最优的，因此模型对正样本的判别能力有所欠缺，将正样本判为负样本的概率较大。在血管分割任务中，血管像素所占比例很小，导致正、负样本比例不平衡，此时敏感性更具有代表意义，因此，血管分割算法应当尽可能减少假阴性从而提高敏感性。因此添加精确率（PR）作为评估结果。精确率（PR）反映的是被检测为正样本的像素实际为正样本的概率。

表 6-1　不同数据集的血管分割评估结果

数据集	ACC	SEN	SPE	PR	F1	AUC
DRIVE	0.954 0	0.787 1	0.978 2	0.841 2	0.813 5	0.975 6
CHASE _ DB1	0.960 4	0.762 1	0.982 4	0.827 8	0.793 6	0.975 9
STARE	0.956 2	0.732 7	0.983 6	0.832 9	0.779 6	0.970 7

图 6-6 具体展示了部分分割结果，图 6-6a 代表原图，图 6-6b 代表真实标签，图 6-6c 代表 U-Net 的分割结果。

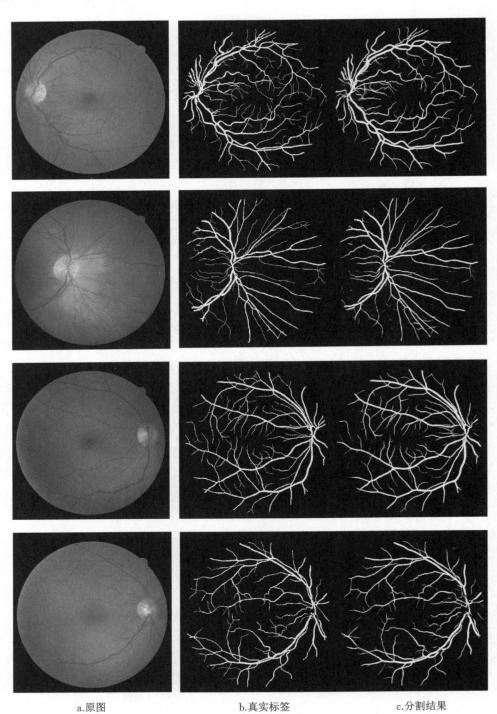

a.原图　　　　　　　　　b.真实标签　　　　　　　c.分割结果

图 6-6　U-Net 网络分割结果

第三节 糖尿病视网膜病变病灶分割

一、概述

糖尿病在人群中发病率高，在世界范围内拥有庞大患者群体，是一个全球性的公共卫生问题。它是严重影响人类健康的非传染性疾病中仅次于心脑血管疾病和肿瘤的疾病。据国际糖尿病联盟（International Diabetes Federation，IDF）2017 年发布的资料显示，目前全球糖尿病患者中成年人达到 4.25 亿人，预计到 2045 年，这个数字将增加到近 7 亿人。近年来，我国糖尿病患者数量逐年增加，我国成为糖尿病患者数量第一大国，情况不容乐观。目前我国成年人中糖尿病患者数量高达 1.14 亿人。糖尿病不仅会因为其本身的症状影响患者，而且还会引起各种并发症，如糖尿病视网膜病变（DR）、糖尿病性肾病等，严重影响患者生活质量和寿命。其中 DR 的影响最为严重，据资料显示，超过 1/3 的糖尿病患者受 DR 的影响，而且这也是现在成年人致盲的主要原因。

按患病程度的不同，DR 可分为两个不同的时期：非增生期和增生期。非增生期采集的数字眼底图像中通常可能存在微动脉瘤、出血、硬性渗出和软性渗出四种病理特征（图 6-7），而增生期采集的 DR 图像可能包含新生血管、玻璃体积血或视网膜前出血等病理特征（图 6-8a 为新生血管在数字眼底图像中的表象，图 6-8b 为新生血管区域放大后的图像）。微动脉瘤是高浓度血糖在视网膜表面引起毛细血管壁局部扩张形成的小囊，表现为小的动脉瘤，是在临床上可观察到的最早的 DR 病变。因此，对微动脉瘤的准确检测对及时诊断和治疗 DR 至关重要。当微动脉瘤破裂时，可能会引起大血栓，被称为出血点。出血点具有不规则的形状和大小并且颜色与背景极为相似，因此出血点的检测非常困难。出血点也是早期 DR 的重要特征之一，相比于微动脉瘤它们在眼底图像中更容易识别，它们的准确检测对及时诊断和治疗 DR 同样具有重要的意义。硬渗出物是由于毛细管壁的通透性增加而泄漏形成的黄色脂质沉积物，为形状不规则、边界清晰的亮黄色渗出物。糖尿病患者出现这些视网膜病理特征时为非增生性 DR。图 6-7b 中第 4 张图视网膜上的被称为软渗出物的物质实际上不是渗出物，而是神经纤维层，是毛细血管前小动脉阻塞造成神经纤维层的微小梗死形成的，为形状不规则、边界模糊的亮黄色毛绒状渗出物。它们是发生增生性病变的前兆，当软渗出物的数量达到一定值时，视网膜病的状态被定义为增生前期 DR。如果不及时治疗，大量缺氧将导致视网膜中出现新生血管，迅速由增生前期 DR 转变成增生性 DR。增生性 DR 对视力有严重的影响并且极易致盲，因为新生血管的血管壁极其脆弱，很容易破裂，造成大面积出血，导致视网膜缺氧，再次出现新生血管，如此反复。因此，在早期能够准确对糖尿病视网膜病变病灶进行分割并辅助诊断眼底图像中的各种病变对防止致盲具有显著的意义。

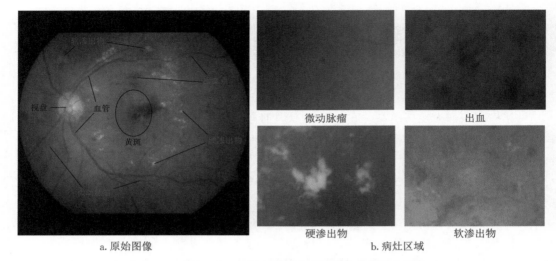

a. 原始图像

微动脉瘤　　　　　　出血

硬渗出物　　　　　　软渗出物

b. 病灶区域

图 6-7　非增生期 DR 患者数字眼底图像及主要病理特征

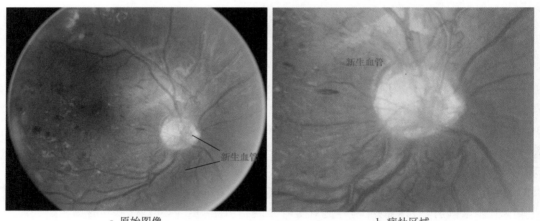

a. 原始图像　　　　　　　　　　　　b. 病灶区域

图 6-8　增生期 DR 患者数字眼底图像及主要病理特征

　　近年来，成像技术不断发展，在医疗领域的应用越来越广泛，在各种疾病的诊断中，医学影像检查几乎已经成为帮助医生进行诊断的必不可少环节。DR 的诊断也转变为观察使用眼底照相机拍摄的眼底图像。医生通过观察眼底图像中是否包含微动脉瘤、出血、渗出等病理特征对患者做出相应的诊断。尽管眼底图像检查在一定程度上减轻了医生的负担，但是面对大量的高精度眼底图像，单纯地依靠医生的临床经验和所学的知识进行诊断仍旧是一项耗时耗力的任务。此外，通过这种方法进行诊断还存在以下不足：信息利用率不高，由于医学图像通常分辨率很高，包含大量细节信息，即使是经验丰富的医生要分辨这些信息也较困难；此外，诊断结果受医生个人主观因素（经验、知识等）影响较大，对于同一张医学图像，不同医生诊断的结果可能差别很大，而且，即便是同一个医生，由于疲劳、情绪等因素的影响，也可能产生不同的诊断结果。

此外，尽管通过眼底图像诊断 DR 能够减轻医生的负担，然而面对庞大的患者群体，这依旧是一个艰巨的任务。而且，受医生资源的匮乏以及医疗资源分布不均的影响，目前国内大多数糖尿病患者都没有定期进行眼底照相筛查，因而大多数 DR 患者察觉到病情时视力已经受到严重影响，错过了最佳治疗期。糖尿病患者定期进行眼底照相对及时发现 DR 有着重要的作用，对控制病情起着关键的作用。然而，这势必在无形中加大医生的工作量，而且由于资源分布原因，部分偏远地区也很难有医生可以对患者所拍摄的眼底图像进行及时诊断，将耽误患者病情。

总的来说，单纯依赖医生诊断 DR 耗时耗力且在某些情况下容易产生误判，因此有必要发展一种利用计算机对眼底图像进行快速准确处理的技术来辅助医生诊断。随着机器学习的发展，各种各样的机器学习算法已经被应用于 DR 眼底图像的分析中，其中就包括病灶的检测和分割。

二、基于人工智能算法的糖尿病视网膜病变病灶分割方法实例

（一）基于 Res-UNet 的糖尿病视网膜病变病灶分割方法流程

基于 Res-UNet 的糖尿病视网膜病变病灶分割的总体流程见图 6-9。眼底训练样本在送入深度神经网络进行训练前需要对其进行预处理。由于各训练数据集图像大小等信息不统一，因此对图像进行统一的预处理是有必要的。首先，眼底图像由于拍摄原因会包含大量无关信息，需要将图像裁剪缩放到一个统一的尺寸，以减少噪声干扰和减少计算量。其次，对全量数据集进行归一化处理和数据扩增，归一化方法包括通道变换、直方图均衡化和伽马校正。再次，使用 Res-UNet 进行分割网络训练，在训练过程中监督验证损失，当取得更优损失时保存模型。最后，为了评估病灶分割的效果，在公开数据集和本地数据集上分别验证效果。

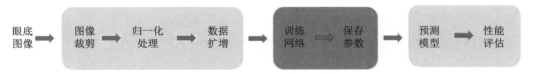

图 6-9 基于 Res-UNet 的糖尿病视网膜病变病灶分割总体流程图

（二）眼底图像预处理

眼底图像训练样本在送入深度神经网络进行训练前需要对其进行预处理。由于采集的眼底图像由不同型号的眼底照相机拍摄、拍摄仪器的参数和视场不同，因而图像的尺寸差异较大。此外，由于眼底照相的拍摄方式导致眼底图像除感兴趣区域外，还包含大量无关像素，因而需要对眼底图像进行裁剪和缩放，减少噪声干扰和训练计算量。

出于上述目的以及为了适应神经网络的输入，需要对眼底图像进行如下处理。首先，将彩色眼底图转换为灰度图，然后将灰度图二值化。其次，利用 OpenCV 库函数标出感兴趣区域的最小包围框，得到包围框中的裁剪图。最后，将裁剪图缩放为 1 024×1 024 尺

眼底病人工智能研究

寸。以相同的方式剪切和调整相应真实标签的大小。图像预处理流程见图 6-10。

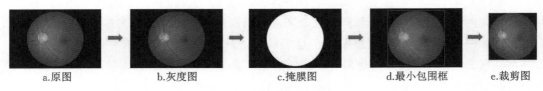

a.原图　　　　b.灰度图　　　　c.掩膜图　　　　d.最小包围框　　　e.裁剪图

图 6-10　图像预处理流程

训练一个深度神经网络所需的数据量是庞大的。在实际任务中，由于深度神经网络通常拥有百万级参数量，因而小样本数据集很难让网络收敛到全局最优。若训练样本数据量过小，则很容易造成网络过拟合。数据扩增指在原始的数据集上通过一定的变换方式得到某种意义上的新图片，变相地扩大了数据量，深度神经网络可以通过更多的数据更充分地学习到图像关键点的深层特征，提高深度神经网络的鲁棒性，从而提升整体的网络性能。常用的数据扩增的方法有以下几种：

（1）垂直翻转或水平翻转。

（2）以给定角度旋转图片。

（3）向内缩放或向外缩放。

（4）图片裁剪，在原始图片中进行随机采样。

（5）图片偏移，图片沿 X 轴或 Y 轴方向偏移一定量。

（6）添加噪声，如高斯噪声。

（7）基于生成式对抗网络生成伪样本。

在本实例训练过程中，对每张图片随机应用 2 或 3 种数据扩增方法。同时，仅对训练集进行数据扩增，验证集和测试集只采取预处理操作而无任何数据扩增。通过这些操作，训练集的数据量增加了约 5 倍。

（三）Res-UNet 网络

Res-UNet 网络是由何凯明等于 2015 年提出的新型网络架构。在 2015 年的 ILSVRC&COCO 竞赛中取得了多项第一的好成绩。目前 Res-UNet 网络常见的有 34 层、50 层、101 层等版本，Res-UNet 网络的提出主要解决了网络深度加深导致的性能退化问题。从工程角度来看，网络模型的深度对模型的性能有很大的影响。当增加网络层数时，深度神经网络可以提取更加复杂的特征模式。理论上说，深度无限大的神经网络可以拟合任意的特征模式，因此可以取得理论上的最优性能。但事实是，随着网络深度的不断增加，网络性能会逐渐饱和，甚至性能不增反降，称为深度神经网络的性能退化问题。

Res-UNet 网络提出的残差连接模块保证训练深度神经网络的稳定性。标准卷积块结构见图 6-11a，x 表示输入，$H（x）$ 表示卷积块输出，其输入经过一条通路上两个卷积层。而残差卷积块结构见图 6-11b，它允许输入通过一个残差连接向后面的层传递，越过了中间层，则最终的网络输出等于原始的输入和卷积输出之和。此时，输出的映射关系为 $F（x）=H（x）-x$。

118

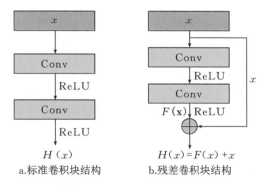

$$H(x)$$

a.标准卷积块结构

$$H(x) = F(x) + x$$

b.残差卷积块结构

图 6-11　标准卷积块结构与残差卷积块结构对比

　　标准卷积的梯度更新时，由于深度逐渐加深，梯度信息逐渐减弱甚至消失，导致训练不稳定，而残差卷积通过残差连接转换了学习目标，此时梯度信息中始终会带有常量 1，避免了梯度消失的问题。

　　近年来，基于深度学习的 U-Net 网络结构已广泛用于医学分割。由编码器和解码器以及跳跃连接组成的 U 形结构使 U-Net 能够结合高级语义信息和低级特征，因此适用于各种生物医学分割问题。采用的网络 Res-UNet 主要基于 ResNet50 和 U-Net，图 6-12 是 Res-UNet 分割模型结构图。

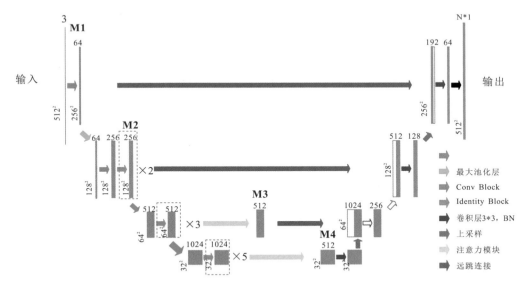

图 6-12　Res-UNet 分割模型结构图

　　它可以分为三个部分：编码器模块、注意力模块和解码器模块。具体来说，使用 ResNet50 网络作为编码器，分别将 ResNet50 的每个阶段输出保留，在网络结构图的第四层采用注意力机制得到特征图 M4，将 M4 进行卷积之后上采样，与上层的特征图 M3 拼接之后通过卷积降低维度，如此反复 3 次，最后通过 3×3 大小的卷积层得到输出结果。相较于传统的 U-Net 网络，ResNet50 作为编码器具有更强的特征提取能力。

在整个下采样过程中，只使用一次池化层。在 DR 病灶的分割中有许多微小的微动脉瘤，并且太多的池化层可能不利于在解码器阶段恢复微小目标的特征。因此，在以后的下采样过程中，使用步长为 2 的卷积层替换池化层。图 6-12 中的红色箭头（Conv Block）和绿色箭头（Identity Block）分别代表有卷积层的跳跃连接卷积块和无卷积层的跳跃连接卷积块，如图 6-13 所示。

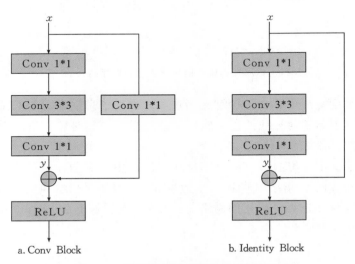

图 6-13 卷积跳跃连接和传统跳跃连接

卷积跳跃连接和传统跳跃连接具有相似的结构。在卷积跳跃连接块中，输入 x，分别经过卷积核大小为 1、3、1 的三个卷积层组得到特征图 y，每个卷积层组包含卷积层、批归一化层和 ReLU 激活层，将原始输入 x 通过单独的 1×1 卷积与 y 相加，最后通过 ReLU 激活层获得最终输出。而与传统跳跃连接的区别在于输入通过跳过连接直接与 y 相加。

（四）数据集

为了训练本节提出的基于卷积神经网络的糖尿病视网膜病变病灶分割网络，使用了 3 个数据集：E_OPHTHA_EX、IDRiD 以及标注的本地数据集 BenQDR。

E_OPHTHA 是专门为糖尿病视网膜病变（DR）科学研究而设计的彩色眼底图像数据库，主要用于 DR 筛查。它是由法国研究机构（ANR）资助的 ANR-TECSAN-TELEOPHTA 项目，来源于 OPHDIAT ⓒ 远程医疗网络。E_OPHTHA 有两个子数据集，分别为 E_OPHTHA_EX 和 E_OPHTHA_MA，其中 E_OPHTHA_EX 仅含有硬性渗出病灶，而 E_OPHTHA_MA 仅含有微动脉瘤病灶。本实例仅使用其中的 E_OPHTHA_EX 数据集。

E_OPHTHA_EX 数据集由 82 张带有精确病变标注的图像组成。这些图像具有 4 种不同的大小，尺寸大小从 1 440×960 到 2 544×1 696 像素不等。其中 47 张病变图像包含分割标签，而 35 张则为健康图像。

IDRiD 由 81 张图片组成，分辨率为 4 288×2 848。它提供了糖尿病视网膜病变中 4 种病变的像素级标注。IDRiD 事先划分了训练集和测试集，其中 54 张图片用于训练，其余 27 张图片用于测试。测试集中的所有图像均具有微动脉瘤、出血和硬性渗出，而 14 张图片具有软性渗出。

数据集 BenQDR（糖尿病视网膜病变的 BenQ 数据集）是用于眼病分类和病变分割的通用高质量数据集。从 6 万多张临床彩色眼底图片中，选择 199 张图片进行此项研究。其中 63 张图片具有微动脉瘤病变，84 张图片具有出血病变，86 张图片具有硬性渗出和 29 张图片具有软性渗出。另外，提供了它们对应的像素级标注图像。在数据标注中，有 5 位眼科医生参与其中。为了最大限度地降低错误标注的可能性，所有图像标注过程由 4 位眼科医生完成，最后由眼科主任医师进行检查。除了病变图像，还另外挑选了 101 张健康眼底图片作为补充数据集，用来保证模型的鲁棒性。BenQDR 数据集中的图像大小均为 2 736×1 824 像素。为了保护患者的隐私，所有图像均已经过脱敏处理。

（五）训练策略

由于硬件限制，所有图像在送入网络训练之前都将尺寸调整为 512×512 像素，同时将批处理大小设置为 2。在训练过程中，根据经验设置相关超参数，设置学习率为 0.000 1，Dropout 为 0.5，使用 ReLU 作为激活层，采用 Dice Loss 作为损失函数。与几种常见的梯度下降方法相比，选择 Adam 作为网络优化器。另外，在训练网络期间，将损失值作为监视指标，设定 5 个训练周期中没有优化损失，将学习率乘以衰减因子 0.1 以加速网络收敛。为了避免无效的训练，在训练过程中加入早熟策略，如果经过 15 个训练周期后，指标仍未改善，则提前终止训练。在训练开始之前，将训练集、验证集和测试集的比率设置为 2：1：1。

（六）测试（临床）图像输入

分别在病灶级别和图像级别上评估了 Res-UNet 分割网络在 3 个数据集的性能。对于病灶级别的评估，直接计算属于真实标签与预测图像之间的交集像素似乎是不合适的，在医学病灶分割任务中，由于任务本身的难度非常大，想要完全分割准确是不切实际的，因此需要考虑预测的候选对象和真正标签的病灶之间的匹配程度。我们设置一个阈值 σ 来评估预测的候选对象和真实标签之间的重叠区域，在我们的研究中，我们将 σ 设置为 0.2。如果两组之间的重叠面积大于或等于 σ，则应考虑候选对象已正确分类，反之，则可认为是错误分类。对于图像级别的评估，真阳性（TP）图像的定义是至少有一个正确分类的候选病灶区域。真阴性（TN）图像是没有任何病变的图像，并且模型没有预测出任何病灶区域。假阳性（FP）图像是本身没有病灶的图像，但是模型错误地预测了候选对象。假阴性（FN）图像是本身包含病变的图像，但是模型未能预测任何候选对象，或者预测的候选对象与相对应的真实标签的重叠比例未能达到 σ。

表 6-2 和表 6-3 分别为 Res-UNet 分割网络在 E_OPHTHA_EX 数据集上的病灶级别分割结果和图像级别分割结果。其中，表 6-3 中 True 包含真阳性和真阴性两种情况，False 包含假阳性和假阴性两种情况。

表 6-2　E_OPHTHA_EX 数据集的病灶级别分割结果

SEN	SPE	PR	ACC	F1
92.77	99.98	89.06	99.97	90.87

表 6-3　E_OPHTHA_EX 数据集的图像级别分割结果

True	False	Accuracy
22	0	100%

对 IDRiD 数据集评估性能：在 IDRiD 数据集上，与 IDRiD 竞赛的评估方法相同，使用精确率-召回率曲线下的面积（AUPR）作为评估指标，分割结果见表 6-4。表 6-4 显示了该方法对于分割难度较大的微动脉瘤分割结果较差，在训练过程中，并没有针对微动脉瘤在网络中引入过多的分割技巧，因此在多标签分割任务中，网络对像素占比最小的微动脉瘤关注不够。

表 6-4　IDRiD 数据集分割结果

病灶	MA	HM	HE	SE
AUPR	0.240 8	0.564 9	0.781 8	0.608 3

注：微动脉瘤（MA），视网膜出血（HM），硬性渗出（HE），软性渗出（SE）。

对本地 BenQDR 数据集评估性能：在病灶级别评估了本地 BenQDR 数据集的性能。对于不同类型的病变，本实例采用的方法分割结果如表 6-5、图 6-14 所示。

表 6-5　BenQDR 数据集分割结果

病灶	SEN	SPE	PR	ACC	F1
MA	17.32	99.98	59.26	99.91	26.82
HM	83.59	99.95	87.75	99.89	85.62
HE	84.60	99.99	93.51	99.98	88.83
SE	84.92	99.99	92.78	99.98	88.68

图 6-14 展示了 4 种病灶分割结果。图 6-14a～图 6-14d 分别为 4 张测试原图，图 6-14e～图 6-14h 分别为 Res-UNet 病灶分割结果图。图中红色线条包围区域代表微动脉瘤，绿色代表视网膜出血，蓝色代表硬性渗出，黄色代表软性渗出。图中可以看出在复杂病灶分布情况下，算法仍能对其进行有效的分割，例如图 6-14a 和图 6-14c 中视网膜出血占较大比例，分布较散且远离视盘。从分割结果来看，面积较大的出血块和面

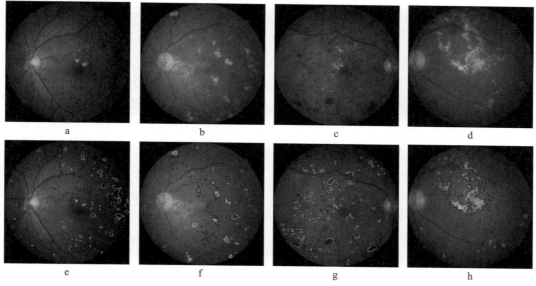

图6-14　病灶分割结果

积较小的出血点均被分割出来。再如图 6-14b 和图 6-14d 中硬性渗出为主要分割目标物，图 6-14b 中带有少量软性渗出，模型对分布较广、呈块或点状的硬性渗出以及呈棉絮状的少量软性渗出均具有良好的分割能力。

第四节　视盘定位与分割

一、概述

视盘（optic disc，OD）是视网膜的主要生理结构之一，视神经和血管从该结构延伸到周围区域。在视网膜眼底图像中，视盘为一个近似椭圆形的亮黄色区域，包含较粗的主血管以及部分小血管。眼部疾病多种多样，许多眼疾病的发生往往伴随着视盘及其相关区域的病变，因而眼底视盘区域的信息在眼疾病的分析诊断中具有至关重要的作用。以下介绍了几种主要的眼疾病及视盘区域对相应疾病分析诊断的作用。

（一）糖尿病视网膜病变

糖尿病视网膜病变是糖尿病在眼部的并发症，患者的血糖含量偏高，导致视网膜血管阻塞而产生视觉损伤，视网膜的长期供血不足甚至会造成患者的永久失明。由于 DR 引起的视觉损伤具有不可逆性，因此，对疾病的早期诊断与治疗对延缓 DR 的恶化极其重要。DR 的主要表现为视网膜表层损伤，相关的损伤可以分为红损伤（如微动脉瘤、出血等）和亮损伤（如硬性渗出、棉絮状斑点等），医生可以在眼底图像中观测到这些损伤从而分析诊断疾病。随着研究的不断深入，越来越多的临床研究和动物实验表明，糖尿病视网膜病变的神经退行性病变往往先于视网膜微血管异常的发生，主要表现为视盘旁神经纤维层的改变，因而有效分析视盘区域对 DR 的早期诊断至关重要。

（二）年龄相关性黄斑变性

年龄相关性黄斑变性（AMD）主要表现为黄斑区域的结构性改变，AMD 会导致视野中心区域的视觉损失和周边区域的模糊与形变。根据是否存在渗出物，AMD 可以分为干性（非渗出）和湿性（渗出）两种。干性 AMD 是由视网膜色素上皮层萎缩、视网膜中心部分的感光细胞缺失导致的视觉损伤，主要表现为黄斑区域的玻璃膜疣和代谢物沉积。湿性 AMD 是由脉络膜毛细血管层的异常血管增生导致的黄斑区域下血液与蛋白质渗出，这些血管的出血、渗出和结疤最终导致感光细胞的不可逆损伤，如果不及时治疗将造成快速的视觉丧失。通过眼底图像检测黄斑区域的病变损伤是诊断 AMD 的主要方式，但由于黄斑区域的病变存在导致黄斑区域的结构性变化，直接定位黄斑区域相对困难，因此常先定位视盘区域，再根据视盘与黄斑的相对位置关系定位黄斑区域以进行后续的损伤检测。由此可见，视盘区域的准确定位有助于 AMD 的分析诊断。

（三）青光眼

青光眼是一种常见的不可逆致盲眼病。青光眼前期一般没有明显的眼部症状，随着病情的发展，当出现较大的视野损伤时往往错过了最佳的治疗期，因此，青光眼的及时诊断和治疗是延缓疾病发展的重要方法。大多数青光眼的视神经损伤是因眼球内的房水循环受阻引起眼内压升高，眼内压超过了视神经所能耐受的眼压限度，造成了视神经缓慢的进行性损伤，青光眼的具体形成见图 6-15a。青光眼主要表现为视盘的中心亮区域（视杯）扩增，临床上最常使用的诊断指标是视杯视盘垂直比（CDR），简称杯盘比，越大的杯盘比预示着越大的青光眼患病风险。图 6-15b 展示了眼底图像的视盘、视杯结构。在杯盘比的计算过程中，需要获得视盘与视杯的垂直高度，因此视盘与视杯区域的准确分割对青光眼的分析诊断十分重要。

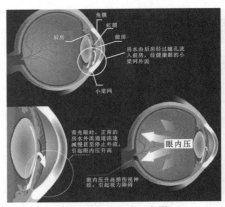

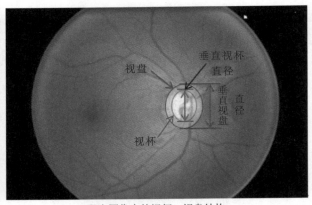

a.青光眼具体形成示意图　　　　　　b.眼底图像中的视杯、视盘结构

图 6-15　青光眼的形成原理及视杯、视盘结构图

综上所述，视盘区域的相关信息是眼疾病分析诊断的重要指标。

二、基于人工智能的视盘定位方法实例

（一）基于深度卷积神经网络的眼底图像视盘定位方法流程

基于深度卷积神经网络的层级式视盘自动定位方法的具体流程，如图 6-16 所示，主要分为两个部分：候选区域提取和视盘区域判断。首先在眼底图像对应的显著图上根据亮度特性提取视盘显著区域，然后将提取的区域输入深度卷积神经网络中进行判断，若深度卷积神经网络判断为非视盘区域，则返回显著图，寻找次显著区域并输入深度卷积神经网络中进行判断，重复以上过程直到判断为视盘区域，最后输出深度卷积神经网络判断为视盘的区域，将其作为视盘定位的最终结果。

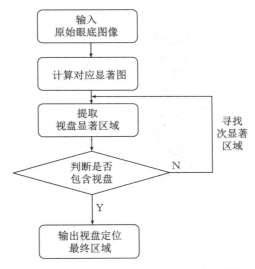

图 6-16　基于深度卷积神经网络的层级式视盘自动定位方法流程图

（二）显著图及候选区域提取

由于用一个滑动窗口扫描整幅眼底图像，再依次判断是否包含视盘区域，最终定位所需的时间较长，而且定位每幅图像的计算量相对较大，因此为了达到快速检测视盘的目的，本实例对眼底图像进行处理以得到相应的显著图，在显著图的基础上根据亮度特性定位视盘显著区域，并从原彩色眼底图像中提取出相应的区域，输入深度卷积神经网络中进行下一步的判断。

视觉显著是一种感知质量，它使图像中的物体、人物、像素等相对于周边区域更加突出，从而吸引人们的注意。目前，视觉显著图像区域检测被广泛应用于物体分割、自适应压缩和物体识别领域。

视觉注意来源于自下而上的快速前注意视网膜输入的视觉显著或自上而下的缓慢的基于任务的记忆和意识处理。本实例采用频率调节显著区域检测方法，该方法是一种基于中心周边对比性的低层、前注意显著区域提取方法，可以自动检测图像中的视

觉显著区域，在图像分割和物体识别任务中效果显著。通过保留原始图像中更多的频率内容，保持了物体的边缘细节，使得该方法计算的显著图中显著物体边缘清晰。基于频率调节的显著图计算方法有效利用了图像中的色彩和亮度低层特征，实现过程简单且可以产生全分辨率的高清显著图。

该方法首先对原始图像使用高斯滤波器以消除噪声和纹理细节，之后对图像的 LAB 色彩空间上的各个分量进行归一化操作并计算每个像素对应的 L2 范数，假设 S 为图像 I 对应的显著图像，则具体的计算公式如下：

$$S(x, y) = \| I_\mu - I_{whc}(x, y) \| \tag{6-2}$$

其中 I_μ 为图像的像素算术平均值，$I_{whc}(x, y)$ 代表高斯模糊后图像对应的像素向量值，$\| . \|$ 为 L$_2$ 范数。在 LAB 色彩空间中，每个像素是一个 $[L, a, b]^T$ 向量，L$_2$ 范数代表欧式距离。图 6-17 展示了眼底图像对应的显著图。

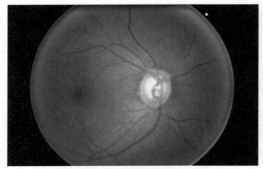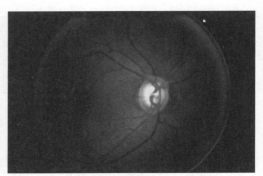

a. 彩色眼底图像　　　　　　　　　　　　　　b. 对应的显著图

图 6-17　眼底图像对应的显著图

显著图是根据人类的视觉特性（如高对比性）将物体高亮从而显著于周边区域，在理想情况下，可以将显著图中定位的高亮度区域作为视盘区域。但当图像中出现干扰项时，如拍摄位置不正导致的视网膜亮边缘或病理变化导致的亮损伤，仅利用显著图会错误地定位视盘的位置。仅依据显著图定位视盘的结果，如图 6-18 所示。因此，本实例采用基于深度卷积神经网络的方法判断根据显著图提取的候选区域是否包含视盘。

（三）候选区视盘分类深度卷积神经网络

在显著图的基础上提取视盘候选区域后，本实例采用了一种基于深度卷积神经网络的判断方法，且受到 AlexNet 网络结构的启发，设计出一种精简的便于训练的深度卷积神经网络。该网络主要有 7 层：4 层卷积层、2 层全连接层和 1 层 Softmax 分类层，可以较好地学习眼底图像中的视盘特征，参数相对较少因而便于训练。候选区视盘分类深度卷积神经网络的具体结构，如图 6-19 所示。

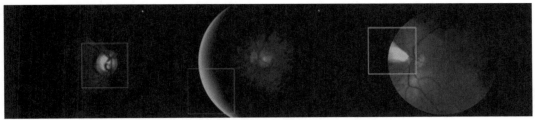

a. 显著图中的显著区域

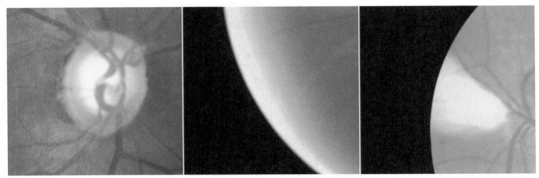

b. 仅依据显著图的定位结果图

图 6-18　仅依据显著图的视盘定位结果图

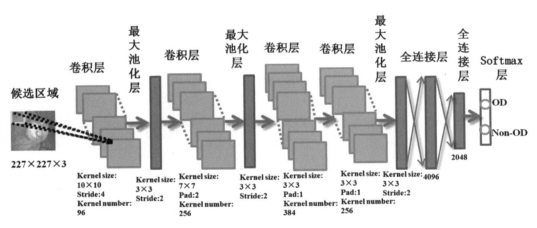

图 6-19　候选区视盘分类深度卷积神经网络结构图

　　为了更好地拟合视盘的非线性特征，该网络在每个卷积层和全连接层后都采用了 ReLU 非线性激活函数。并且出于网络模型泛化性能的考虑，在前两个最大值池化层后添加局部响应归一化操作的同时在全连接层采用 Dropout 方法防止过拟合的发生。网络的损失函数采用交叉熵损失函数。最后对全连接层的 2 048 个抽象特征值采用 Softmax 函数得出一个概率向量，依据概率值的大小进行候选区域的视盘分类，根据分类结果决定是否输出最终的视盘定位结果。基于深度卷积神经网络的层级式视盘自动定位方法的整体结构，如图 6-20 所示。

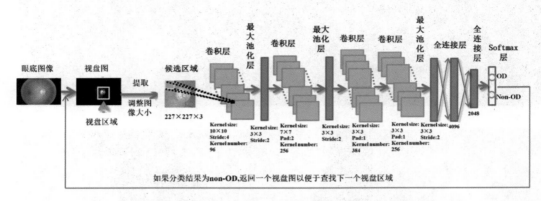

图 6-20　基于深度卷积神经网络的层级式视盘自动定位方法的整体结构图

由于仅根据显著图定位视盘时错误区域大多在视网膜的亮边缘和亮损伤区域，这些区域基本不包含任何视盘部分，同时考虑到该深度卷积神经网络在区分包含大部分视盘和完全包含视盘区域上困难程度较高。因而在训练深度卷积神经网络时，采用一个滑动窗口，在眼底图像上选择完全包含视盘和完全不包含视盘的区域块组成训练图像集与测试图像集，从而使深度卷积神经网络更好地学习视盘的特征和视盘区域与非视盘区域的差别。

（四）数据集

本实例在 ORIGA 数据集和 MESSIDOR 数据集上训练和评估基于深度卷积神经网络的层级式视盘自动定位方法。ORIGA 数据集是一个青光眼眼底图像数据集，总共有650 张不同对象的左右眼图像，其中被诊断为青光眼的眼底图像有 168 张，正常人眼底图像 482 张。每张图像均由高分辨率视网膜眼底照相机拍摄，被保存为 3 072×2 048 的高清数字图像，同时由专业医生标注了视盘与视杯的边界和最终的诊断结果。MESSI-DOR 数据集是一个公开的糖尿病视网膜病变眼底图像数据集，总共包含 1 200 张彩色数字眼底图像，分别来自 3 个眼科机构，图像采集于 Topcon TRC NW6 免散瞳眼底照相机，被保存为 TIFF 格式。数据集中的图像包含 3 种尺度大小：1 440×960、2 240×1 488 和 2 304×1 536。每幅眼底图像都有专业医生的医学诊断结果。

（五）实验设置

在本实例中训练深度卷积神经网络模型时，考虑到深度卷积神经网络参数较多，训练时取 ORIGA 数据集的前 500 张和 MESSIDOR 数据集的 800 张图片，测试时采用 ORIGA 数据集的后 150 张和 MESSIDOR 数据集的剩余 400 张图片。由于深度卷积神经网络输入的是候选的视盘区域，所以在训练图片和测试图片上使用以 50 像素为步长的滑动窗口得到训练和测试的区域块图片集。并且因为 ORIGA 和 MESSIDOR 数据集的图像尺寸不同，根据经验，在 ORIGA 和 MESSIDOR 上分别以 800×800 和 400×400 为窗口大小。为了降低深度卷积神经网络模型学习视盘特征的难度，选择完全包含视盘区域和完全不包含视盘区域作为训练集和测试集，并且将这两种区域分别标注为 1（正样本）和 0（负样本）。

由于区域块数据的正负样本数量差距较大，具体来说，在原本的训练集中有 631 000 张负样本和 57 000 张正样本。为避免样本数量差距较大导致的模型训练问题，实验中并不使用全部的负样本，而是从训练集的负样本中随机选择 57 000 张并使用全部的正样本，最终的训练集和测试集图片数量分别为 114 000 张和 40 000 张。考虑到计算和存储的消耗，所有的输入图像块被缩放为 227×227。为了解决图像的明暗强度差异问题，对输入的图像块进行各个通道减均值的预处理操作。

在训练好视盘分类的深度卷积神经网络模型后，将显著图与深度卷积神经网络相结合构成最终的基于深度卷积神经网络的层级式视盘定位模型。由于输入的眼底图像大小不同，动态调整定位窗口的大小，在 ORIGA 数据集上统一采用 800×800 的窗口，在 MESSIDOR 数据集上将输入的彩色眼底图像高度的 20% 作为定位窗口的大小。在使用该模型进行视盘定位时，对输入图像首先计算其对应的显著图，之后用一个 20×20 的窗口在显著图上滑动并根据亮度大小寻找最亮的显著区域，将其作为定位框的中心。在原始彩色图像上提取出对应区域并输入深度卷积神经网络中进行判断，若判断为视盘区域，则将此区域作为最终的定位结果，否则回到显著图，寻找次显著区域继续判断。循环一直持续到深度卷积神经网络判断所提取区域为视盘或达到最大循环次数。

（六）定位结果

表 6-6 和表 6-7 展示了基于深度卷积神经网络的层级式视盘定位方法最终结果。表中展示了整个测试集的分类（定位）准确率、AUC 值和平均定位时间，以及测试集中 ORIGA 数据集和 MESSIDOR 数据集的分类（定位）准确率。

表 6-6　视盘分类准确率及 ROC 曲线下面积（AUC）

分类准确率			AUC
ORIGA	MESSIDOR	All	All
98.8%	99.01%	98.9%	0.9888

表 6-7　视盘定位准确率和平均定位时间

视盘定位准确率			平均定位时间（s）
ORIGA	MESSIDOR	All	All
99.6%	99.5%	99.6%	0.42

图 6-21 展示了本实例中定位错误的结果，从中可以看出，在眼底图像整体亮度过低和出现亮损伤时，视盘定位结果会产生较大偏差，这主要是由于在训练时缺乏此类图像，以及某些亮损伤与视盘结构的高度相似性。

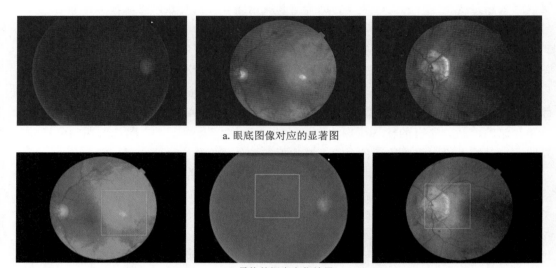

a. 眼底图像对应的显著图

b. 最终的视盘定位结果

图 6-21　错误定位结果

三、基于人工智能的视盘和视杯分割方法实例

（一）基于深度卷积神经网络的眼底图像视盘和视杯分割方法流程

本实例采用了一种端到端的、从图像到图像的、基于像素点分类的深度卷积神经网络结构。由于在对模型进行图像像素级别的分类任务时，训练数据的数量从原来的图像级别转变到了像素级别，这极大增加了训练样本的数量，因此很好地解决了训练深度卷积神经网络所需标注数据不足的问题。

本实例的视盘和视杯分割算法的具体流程，如图 6-22 所示。整个流程由 2 个主要部分组成：视盘分割部分和视杯分割部分。在图像输入端，对已提取的视盘区域进行血管分割和擦除等预处理。在训练视杯分割模型时，将人工经验的距离信息融入输入图像，并且基于视盘分割的模型参数进行微调，最后根据分割出的视杯和视盘图像进行杯盘比的计算，为青光眼的诊断提供辅助依据。基于深度卷积神经网络的视网膜眼底图像视盘和视杯分割算法具体分为以下 4 个步骤。

（1）对根据视盘定位提取出的视盘区域进行图像的预处理，由于血管信息对于视盘和视杯的分割结果存在一定干扰，所以需要在训练模型的输入端进行血管分割和擦除等预处理工作，并且对图像的每个通道进行减均值的归一化操作。

（2）将预处理后的图像输入深度卷积神经网络中训练相应的视盘分割模型，加载已有的在其他眼图像数据集上训练好的模型参数并在此基础上进行微调，通过前向传播和分割结果误差的后向传播对模型进行迭代训练，直到损失函数结果趋于稳定或达到预设的最大迭代次数。

（3）在训练好的视盘分割模型参数上进行视杯分割模型的参数微调，具体训练过程与视盘分割模型训练时类似，唯一区别是根据人工经验，在视杯分割模型的输入端

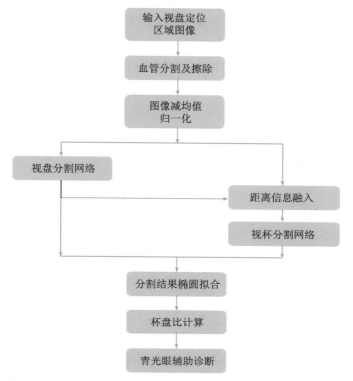

图6-22 基于深度卷积神经网络的视盘和视杯分割算法流程图

加入图像像素点到视盘中心的距离信息以提升视杯分割时的精确度。

（4）用训练好的视盘和视杯分割模型在测试集上进行视盘和视杯的分割，并根据视盘和视杯轮廓接近椭圆这一先验知识，对最终分割的结果进行椭圆拟合以获得光滑的椭圆分割边缘，最后依据视盘和视杯的分割边界计算垂直杯盘比，并将杯盘比结果作为青光眼辅助诊断的重要依据。

（二）视盘提取区域的血管擦除

由于眼底图像的血管区域和视盘、视杯部分在形状、亮度、结构等物理特征上有较大差异，在分割视盘和视杯时，血管的出现会对分割结果的精准度有较大影响，并且在训练深度网络模型时，血管的复杂特征结构会降低模型对视盘和视杯特征的学习程度。因此，在训练视盘和视杯分割模型前对提取区域进行血管擦除是十分必要的。考虑到用滤波算法和形态学方法擦除血管容易模糊图像的细节信息，损失部分视盘和视杯的边缘信息，从而影响后续分割模型的特征学习，降低最后分割结果的精确度。本实例首先对视盘提取区域进行血管分割，之后基于血管分割结果对血管区域进行擦除。

1. 血管提取

本实例使用Jos'e Ignacio Orlando等在2016年提出的眼底图像血管分割算法。该算法基于全连接条件随机场模型进行眼底图像血管分割，并使用结构化输出的支持向量机学习模型中势函数的权重参数，该模型在识别和检测细长的结构上性能优良，并且可以通过计算修正因子从而调整相应的特征和模型参数以适应不同分辨率的图像集。

具体来说，在原始的条件随机场中，图像可以被映射为图结构，每个像素代表一个结点，根据某个连接规则，每个结点和周边的结点以边的形式相连，而分割任务可以作为能量最小化的问题。假设 $y = \{y_i\}$ 表示图像 I 中每个像素的标签，标签空间为 $L = \{-1, 1\}$，其中 1 表示血管，-1 表示其他类别。因此图像 I 与标签 y 的条件随机场可以用吉布斯分布表示为：

$$p(y \mid I) = \frac{1}{Z(I)} \exp\left(- \sum_{c \in C_g} \Phi_c(y_c \mid I)\right) \qquad (6\text{-}3)$$

其中 $Z(I)$ 为规范化常量，C_g 为图像 I 结构中的一系列组集。每个组集包含对应的势函数 Φ_c，这个分布代表给定图像 I 得到标签 y 的条件概率。从这个似然概率中可以得到吉布斯能量函数：

$$E(y \mid I) = \sum_{c \in C_g} \Phi_c(y_c \mid I) \qquad (6\text{-}4)$$

因此，通过最小化对应的能量可以得到最大化的后验标签：

$$y^* = \arg\min_{y \in L} E(y/I) \qquad (6\text{-}5)$$

在最小化能量函数后，可以得到图像的血管二值分割图。在全连接条件随机场中，假定图中的每个结点都和图像中的其他像素相连，通过高阶势函数，不仅可以利用邻域信息，而且可以考虑到大范围内像素点之间的相互作用，因此可以提升图像血管分割的精确度。

由于本实例中使用的眼底图像数据集缺乏血管标注，所以在包含血管标注的公开数据集 DRIVE 上进行血管分割的全连接条件随机场模型训练，之后将学习到的模型参数运用于本实例中的数据集以进行相应的血管分割。由于该模型学习到的参数与训练集图像的血管粗细相关，所以在使用该模型进行血管分割时要将数据集中提取的视盘定位区域进行相应的尺度缩放以获得较好的分割效果。视盘区域的血管分割效果见图 6-23。

2. 血管擦除

在进行视盘定位区域的血管分割后，以血管分割图像为掩模，进行血管部分的擦除。本实例中使用基于 Mumford-Shah-Euler 模型的图像修补方法，该方法是在 Mumford-Shah 变分图像修补模型的基础上改进的修补方法。在最小化能量方程的同时，考虑曲率因素，将 Euler 弹性方法引入模型，从而改进了曲线模型，以获得较好的图像修补效果。本实例中对提取出的视盘区域进行血管擦除的最终效果如图 6-24 所示。

（三）提取区域的视盘分割

在对提取的视盘定位区域进行血管擦除后，视盘与视杯部分的边界、亮度、形状等物理特性变得较为一致。在此图像基础上进行视盘和视杯分割深度网络的训练有利于模型对视盘、视杯特征的学习和提升最后分割结果的精确度。本实例采用了一种端

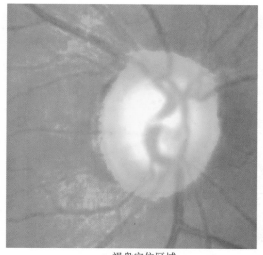
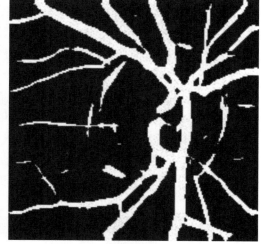

a. 视盘定位区域　　　　　　　　　　　　　b. 血管分割效果

图 6-23　视盘区域的血管分割效果示例图

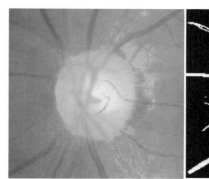
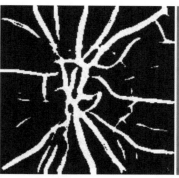
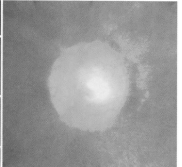

a. 视盘定位区域　　　　　　b. 血管分割效果　　　　　　c. 血管擦除效果

图 6-24　视盘区域的血管擦除效果示例图

到端的、从图像到图像的、基于图像像素点分类的视盘分割深度网络结构。该网络以 VGG 网络为基础结构，并且出于图像分割的目的，移除了原 VGG 网络用于分类任务的全连接层。因此该网络主要由卷积层、池化层和 ReLU 激活函数组成，是一种全卷积网络。

在该网络中有 5 个卷积特征提取阶段，每个阶段由多个卷积层和 ReLU 激活函数组成；在同一个卷积阶段，由不同卷积核的卷积层产生的特征图尺寸相同。池化层作用于每个阶段的卷积后（除了第 5 个阶段），用于缩减特征图的尺寸以实现随着网络深度的增加信息逐渐抽象化的目的，这也是获得更好泛化性能的关键因素。

为了更有效地利用每个卷积阶段不同大小特征图的信息，受到 GoogLeNet 网络 Inception 结构的启发，通过针对视盘分割的特定卷积层提取每个阶段最后的特征图结果，这个特定的卷积层将不同尺度的特征图处理成与原输入图像大小相同的 16 个通道的特征图，并串接在一起，以获得从具体到抽象的特征图整体。同时在训练时于每个阶段的内部卷积中加入监督信息，即将每个阶段的卷积结果回归对应的分割图像，并计算相应损失。在网络的最后，使用卷积层线性组合之前的串接特征图以产生最后的分割结果。

出于局部特征提取和运算效率的目的，除了最后的线性卷积层是 1×1 大小的卷积核外，网络中的大多数卷积层为 3×3 的卷积核大小，该视盘分割深度网络的具体结构，如图 6-25 所示。

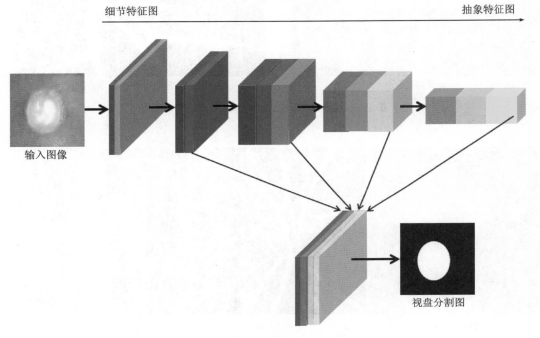

图 6-25　视盘分割深度网络结构图

在网络训练时，图像中的视盘像素和背景像素的数量差距较大，为了解决在训练网络时出现的类不平衡的问题以达到较好地学习视盘特征的目的，本实例采用类平衡的交叉熵损失函数，该方法最早被提出用于自然图像的边缘检测任务。

首先假定训练集 $S = \{(X_n, Y_n), n = 1, 2, \cdots, N\}$，其中 N 为训练图像总数，X_n 代表输入图像，Y_n 代表图像中每个像素点的标签集合，即 $Y_n = \{y_j^{(n)}, j = 1, 2, \cdots, |X_n|\}$，$y_j^{(n)} \in \{0, 1\}$。为了简化起见，本实例省略了下标 n，损失函数定义为：

$$L(W) = -\beta \sum_{j \in y+} \log P(y_j = 1 \mid X; W) - (1 - \beta) \sum_{j \in y-} \log P(y_j = 0 \mid X; W) \quad (6\text{-}6)$$

其中 W 代表卷积网络的参数集合，可以通过后向传播进行训练。$y+$ 和 $y-$ 分别为真实标签集 y 的视盘部分和背景部分的像素集合。当在训练集中各个类别之间存在着严重偏向的问题时，类平衡是相当重要的。系数（用于解决在图片中存在的背景像素数量远多于前景像素（在本实例中为视盘或视杯部分像素）的类不平衡问题，其中（＝｜y－｜／｜y｜）。观察图像标签可知，在本实例中视盘区域大约只占整个区域图像的20%。通过对最后一个卷积层运用 Sigmoid 激活函数可以获得每个像素点的概率 P（.），网络最终的输出结果为一个概率图，其中被预测为视盘区域的像素具有较大的概率值。

在训练好网络并将网络用于视盘分割时，为了平滑分割后视盘的边缘，根据视盘的物理形态为椭圆形这一先验知识，利用最小二乘法拟合出到分割边界点代数距离最小的椭圆，实现对深度网络分割结果的平滑拟合以获得最终的视盘分割结果。椭圆拟合先后的视盘分割边界见图 6-26。图 6-26c 中的绿线为椭圆拟合前的分割边界，红线为椭圆拟合后的分割边界。

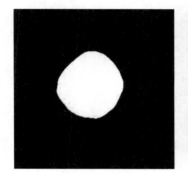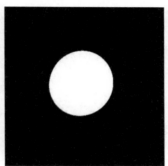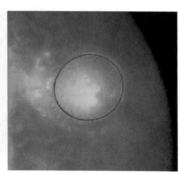

a. 原始分割结果　　　　b. 椭圆拟合后分割结果　　　　c. 椭圆拟合先后边界

图 6-26　椭圆拟合先后的视盘分割边界对比图

（四）提取区域的视杯分割

与视盘分割的过程类似，本实例使用与视盘分割相同的深度网络进行视杯分割，在训练时以视盘分割的权重参数为初始值并在此基础上微调网络。由于在大多数眼底图像中，视杯与视盘的边界区分较为模糊，因此只利用原始彩色图像的特征值训练视杯分割网络并不能很好地学习到视杯信息。根据先验知识可知，彩色眼底图像的红色通道主要用于视盘分割，其中几乎不包含视杯信息。而且依据已有的医学理论，视杯位于视盘区域的中心，是形状接近椭圆的亮度较高的区域，因此离视盘中心距离越近是视杯区域的可能性越大。基于以上先验知识，本实例对于视杯分割网络的输入图像稍做改动，将原本的红色通道替换为图像中每个像素到视盘中心的距离信息，并在此基础上训练深度网络。在训练时考虑到视盘信息与视杯信息差距较大和输入图像的类型差异，为了获得较好的微调效果，将网络学习率提升为原有视盘分割网络学习率的2倍。

基于之前视盘的分割结果可以得到视盘的中心坐标，在此基础上计算图像中每个像素到视盘中心的距离，为了适应视盘大小尺寸的差异，用视盘的高度和宽度对像素到视盘中心的距离进行规范化，因此最后的规范化距离定义如下：

$$D_i = \sqrt{\left(\frac{x_c - x_i}{w}\right)^2 + \left(\frac{y_c - y_i}{h}\right)^2} \qquad (6\text{-}7)$$

其中（x_c，y_c）是视盘区域的中心坐标，（x_i，y_i）代表第 i 个像素点的坐标，h 和 w 分别为视盘的高度和宽度。

在得到每个像素点到视盘中心的规范化距离后，根据越接近视盘中心是视杯的可能性越大的先验知识，可以将距离值归一化后取反得到相应的概率图。红色通道与距离信息概率图替换后的输入图像和具体的视杯分割深度网络结构分别见图 6-27 和图 6-28。与视盘分割类似，需要对网络输出的视杯分割结果图进行椭圆拟合平滑边界以获得最终的视杯分割结果。

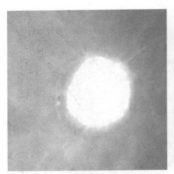 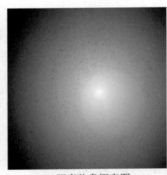 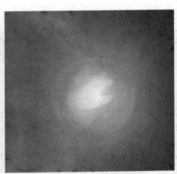

a. 红色通道灰度图   b. 距离信息概率图   c. 替换后的输入图像

图 6-27   红色通道与距离信息概率图替换后的输入图像

（五）数据集

本实例在 ORIGA 数据集上训练和评估视盘和视杯深度分割网络。该数据集是一个青光眼眼底图像数据集，总共有 650 张不同对象的左右眼图像，其中被诊断为青光眼的图像有 168 张，正常人眼底图像 482 张。每张图像均由高分辨率视网膜眼底照相机拍摄，被保存为 $3\,072 \times 2\,048$ 的高清数字图像，同时由专业医生标注了视盘与视杯的边界和最终的诊断结果。

（六）实验设置

随机将数据集中的 325 张用于训练，剩余的 325 张用来测试模型性能。在训练视盘分割深度网络时，以在其他数据集 DRIONS-DB 上训练好的已有权重为初始值并进行微调，并在每次迭代中采用动量随机梯度下降法作用于每张图像。由于缺乏数据，将初始学习率设置为 10^{-8}，随后在训练过程中逐渐降低，在输入图像时对图像进行各个通道的减均值预处理操作，训练阶段最大的迭代次数设置为 20 000 次。

在训练视杯分割深度网络时，与视盘分割训练过程类似，在已有的视盘分割网络权重上微调模型，但对深度网络的输入图像稍做改动。基于已有的视盘分割结果，将原图的红色通道替换为像素点到视盘中心的距离信息概率图。考虑到视盘信息与视杯

细节特征图 抽象特征图

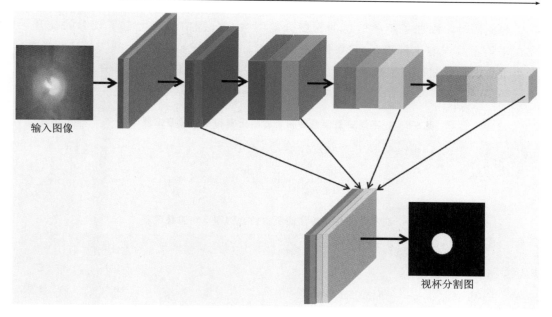

图 6-28　视杯分割深度网络结构图

信息差距较大和输入图像的类型差异，为了获得较好的微调效果，将网络学习率提升为原有视盘分割网络学习率的 2 倍。在训练网络时由于硬件条件限制，输入图像要先缩放为 300×300 的尺寸大小。

（七）评价指标

本实例添加以下几个评估标准进行模型性能的评估。

1. 重叠误差

为了比较视盘或视杯的分割结果与实际视盘或视杯边界的误差大小，重叠误差定义如下：

$$E = 1 - \frac{Area(S \bigcap G)}{Area(S \bigcup G)} \tag{6-8}$$

其中 S 和 G 分别为视盘或视杯的分割结果和实际的视盘或视杯区域。

2. 视杯、视盘垂直比误差

由于视杯、视盘的分割结果最终需要计算杯盘比以作为青光眼的辅助诊断依据，因此杯盘比的计算误差是评估该模型在青光眼筛查中性能的重要指标，杯盘比误差定义为：

$$\delta = |\ CDR_{GT} CDR\ | \tag{6-9}$$

其中 CDR_{GT} 为根据人工标注计算的杯盘比值。

(八）分割结果

由表 6-8 和表 6-9 知，本实例实现的深度分割网络在分割结果中达到了 98％的最高比例。与此同时，添加了距离信息的深度分割网络在分割精确率上有了较大的提升，不仅在平均重叠误差上降低了（36.9％－22.8％）/36.9％×100％＝38.2％，而且在各个小重叠误差区间都有了显著的比例提升，这说明了距离信息在视杯分割中的重要作用。

表 6-8　在不同重叠误差区间所占的比例和平均重叠误差

E（0.05	E（0.1	E（0.15	E（0.2	E（0.25	（E
35％	82％	96％	98％	99％	7.1％

表 6-9　在不同重叠误差区间所占的比例和平均重叠误差

项目	E（0.1	E（0.2	E（0.3	E（0.4	E（0.5	（E
DRIU（不包含距离信息）	0.3％	3％	27％	64％	88％	36.9％
DRIU	8％	45％	78％	93％	98％	22.8％

第五节　视网膜静脉阻塞出血点分割

一、概述

视网膜静脉阻塞是一种常见的损害人类视力的眼病，根据病情的程度不同，患者可能有不同程度的视力损害，轻度患者可能没有意识或只有小部分阴影。该病在中老年人群的主要致盲眼病中占有相当比例，多数情况下患者还可能患有高血压、动脉硬化、糖尿病等。视网膜静脉阻塞不仅在老年患者中常见，在青年患者中亦非少见。因此，及早发现视网膜静脉阻塞对有效防止进一步的恶化十分重要。视网膜静脉阻塞眼底图像的主要特征是：视网膜血液瘀滞、静脉迂曲扩张、视网膜斑点状或火焰状出血以及水肿。主要通过眼底图像中非正常扭曲的静脉和血管附近大大小小的出血点来确诊。

目前在基于眼底出血点检测的图像处理方面研究较少，而且难点较为突出。主要是由于眼底图像有以下几个特点。

（1）出血点形状不规则，有的是分散的点状，有的是薄雾状，有的是火焰状。

（2）出血点的位置不固定，视网膜静脉阻塞的出血点大多在静脉附近，但也有很多在视盘或黄斑位置。

（3）出血点的大小不固定，有些图像的出血点仅占图像小部分，背景占有像素远大于出血点，也有整个眼底图像近百分之八十都被出血范围所覆盖。

（4）血管、视盘干扰较大，相比于出血点，视盘有明显的亮度形状特征，血管的灰度特征和出血点非常接近，还有软性渗出、硬性渗出都会对出血点的分割产生干扰。

二、基于人工智能的视网膜静脉阻塞出血点分割方法实例

（一）视网膜静脉阻塞出血点分割方法流程

若盲目地对图像进行聚类，容易受到眼底图像中血管、视盘等有鲜明特征的区域信息干扰，使得聚类算法耗时且并不能分割出有效目标。本实例借鉴优化算法中适应度函数，提出基于布谷鸟搜寻算法改进 C 均值模糊聚类的模型（cuckoo search fuzzy c-means clustering，CS-FCM），对分割目标有明确的目的性，这样就可以有效地筛选出血点，从而避免血管等干扰信息。

本实例将采用以下步骤对出血点做初步分割。

（1）先选取一部分图像作为训练集，提取其中出血点的特征向量。

（2）用布谷鸟算法初始化 C 个聚类中心。

（3）根据最新的聚类中心，训练图像的隶属度矩阵，并根据隶属度矩阵分割出候选区域，计算聚类的目标函数值。

（4）对候选区域进行开、闭操作，滤去过小的区域和血管等干扰信息，提取特征向量，并与出血点的特征向量做相似度计算。

（5）将目标函数值与相似度函数值进行结合并作为布谷鸟搜寻算法的适应度函数。若当前适应度函数的值比最优适应度小，则更新最优适应度，并且更新最新的聚类中心，否则舍弃。

（6）再次搜寻新的候选解，重复（3）（4）两步，直到聚类中心收敛或迭代结束。

（7）输出最后的聚类图像。

该初步分割算法的详细流程见图 6-29。

（二）特征向量的选取

本实例先选取了 46 幅图像，其中包含了 169 个已标记的出血点。为了加快图像处理速度和屏蔽干扰信息，对测试图像候选区域做了开、闭操作，并对尺寸进行归一化。为了减少操作带来的误差，对训练图像同样做开、闭操作，再统一图像尺寸。然后分别提取它的边缘特征向量、区域特征向量和形状特征向量。

提取后的 HOG 特征向量长度为 900，显然，这个长度不适合后续计算，应对其 PCA 降维。对从 169 个出血点中提取的特征向量主成分分析后，统计出对应的差值、贡献率以及累计贡献率。由于篇幅限制，表 6-10 只展示了前 80 个特征向量的特征值以及相应的累计贡献率。

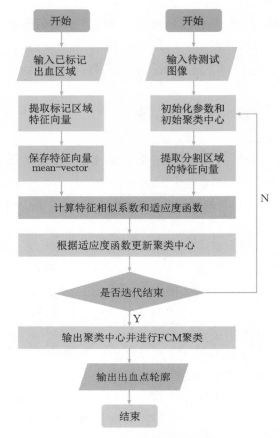

图 6-29　CS-FCM 算法流程图

表 6-10　各特征值累计贡献率分析

特征值				累计贡献率（%）			
1～20	21～40	41～60	61～80	1～20	21～40	41～60	61～80
0.122 9	0.005 5	0.002 8	0.001 6	22.045 6	68.471 1	82.665 2	90.406 3
0.046 8	0.005 5	0.002 7	0.001 6	30.443 3	69.449 3	83.143 4	90.691 2
0.034 8	0.005 3	0.002 6	0.001 5	36.687 5	70.392 5	83.616 1	90.964 9
0.020 9	0.005 1	0.002 5	0.001 5	40.430 6	71.310 8	84.071 4	91.232 2
0.015 3	0.004 9	0.002 5	0.001 5	43.182 0	72.197 1	84.524 6	91.497 2
0.013 7	0.004 6	0.002 5	0.001 4	45.631 5	73.029 9	84.971 5	91.755 4
0.013 2	0.004 5	0.002 4	0.001 4	48.008 1	73.839 0	85.397 4	92.008 8
0.011 6	0.004 3	0.002 3	0.001 4	50.087 4	74.609 3	85.807 8	92.251 9
0.011 5	0.004 1	0.002 3	0.001 3	52.141 4	75.349 3	86.215 3	92.493 8

特征值				累计贡献率（%）			
1～20	21～40	41～60	61～80	1～20	21～40	41～60	61～80
0.010 1	0.004 0	0.002 2	0.001 3	53.959 6	76.074 7	86.614 7	92.729 1
0.009 6	0.003 8	0.002 2	0.001 3	55.683 7	76.760 7	87.006 0	92.956 6
0.009 0	0.003 8	0.002 1	0.001 2	57.297 1	77.440 6	87.379 2	93.177 0
0.008 4	0.003 7	0.002 0	0.001 2	58.803 9	78.107 8	87.744 9	93.392 7
0.008 2	0.003 6	0.002 0	0.001 2	60.268 4	78.760 4	88.107 2	93.604 2
0.007 5	0.003 5	0.002 0	0.001 2	61.618 8	79.385 9	88.465 0	93.812 6
0.007 1	0.003 5	0.001 9	0.001 1	62.884 9	80.004 9	88.810 8	94.014 6
0.007 0	0.003 2	0.001 9	0.001 1	64.134 9	80.578 2	89.146 0	94.210 5
0.006 5	0.003 0	0.001 8	0.001 1	65.307 8	81.121 7	89.474 9	94.404 8
0.006 2	0.003 0	0.001 8	0.001 1	66.425 4	81.652 1	89.798 6	94.595 3
0.005 9	0.002 9	0.001 8	0.001 0	67.485 0	81.169 0	90.117 5	94.780 7

从统计中得出，前 145 个特征向量已经达到贡献率百分之百，且差异值较少，最大均方差为 0.076 1，前 36 个特征向量对应的累计贡献率达到百分之八十，因此选取前 36 个特征向量作为边缘的特征向量。

最后，提取出来的 36 维 HOG 特征向量如下：

{1.845 6 * e－16、－2.537 74 * e－16、4.066 0 * e－16、2.307 0 * e－17、－4.786 9 * e－16、2.451 1 * e－16、－2.595 3 * e－17、3.172 1 * e－16、－1.499 5 * e－16、4.397 6 * e－17、9.083 6 * e－17、1.960 9 * e－16、－5.190 7 * e－17、－6.344 1 * e－17、5.580 0 * e－16、－3.474 9 * e－16、－3.604 6 * e－17、4.455 3 * e－16、－1.578 8 * e－16、7.209 2 * e－17、－7.209 2 * e－16、3.619 0 * e－16、3.806 5 * e－16、－3.748 8 * e－16、－2.480 0 * e－16、－1.557 2 * e－16、2.364 6 * e－16、－3.388 3 * e－16、1.528 4 * e－16、－1.903 2 * e－16、－8.218 5 * e－17、－5.853 9 * e－16、－6.920 9 * e－17、－4.066 0 * e－16、－1.881 6 * e－16、4.383 2 * e－16}。

区域特征向量：{35.153 1、0.126 6、0.975 3、0.758 3}。

形状特征向量：{1.001 5、0.037 0、29 997.200 3、0.219 7}。

将这些向量拼合，得到 44 维特征向量：{1.845 6 * e－16、－2.537 74 * e－16、4.066 0 * e－16、2.307 0 * e－17、－4.786 9 * e－16、2.451 1 * e－16、－2.595 3 * e－17、3.172 1 * e－16、－1.499 5 * e－16、4.397 6 * e－17、9.083 6 * e－17、1.960 9 * e－16、－5.190 7 * e－17、－6.344 1 * e－17、5.580 0 * e－16、－3.474 9 * e－16、－3.604 6 * e－17、4.455 3 * e－16、－1.578 8 * e－16、7.209 2 * e－17、－7.209 2 * e－16、3.619 0 * e－16、3.806 5 * e－16、－3.748 8 * e－16、－2.480 0 * e－16、－1.557 2 * e－

16、2.364 6 * e−16、−3.388 3 * e−16、1.528 4 * e−16、−1.903 2 * e−16、−8.218 5 * e−17、−5.853 9 * e−16、−6.920 9 * e−17、−4.066 0 * e−16、−1.881 6 * e−16、4.383 2 * e−16、35.153 1、0.126 6、0.975 3、0.758 3、1.001 5、0.037 0、29 997.200 3、0.219}。

（三）分割效果

本实例对 4 幅图像进行了测试，首先应用布谷鸟算法对均值聚类进行改良，得到最优聚类中心。然后找出聚类中心周围小于阈值的像素点，通过大量实验对比，发现当设置的阈值为 5 的时候，分割效果最好。将这部分区域分割出来即为初步分割的出血点轮廓（图 6-30）。

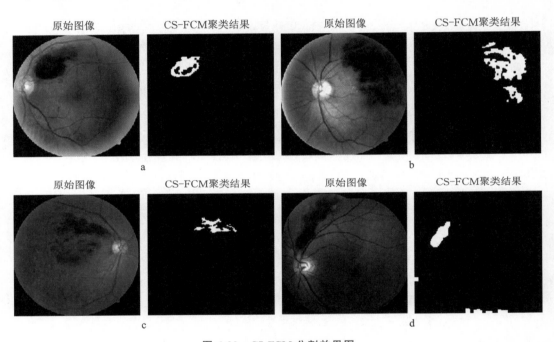

图 6-30　CS-FCM 分割效果图

（四）活动轮廓模型

在几乎所有改进的活动轮廓中，图像的分割都非常依赖初始化轮廓的定位，从手动标记初始化轮廓中受到启发，提出一种以布谷鸟改进的聚类分割为初始图像的活动轮廓模型，图 6-31 为制作初始化轮廓模型的步骤。本实例主要提出这两个方面的改进。

（1）绘制 CS-FCM 区块的初始化轮廓。

（2）根据初始化轮廓的位置和大小绘制相关的模板。

首先对 CS-FCM 分割后的区域拟合椭圆，定下圆心 C_0 和长短轴 L_1、L_2，绘制包含聚类分割信息的圆，圆心为 $C_0(x, y)$，半径 $r = (L_1 + L_2) / 2$。

由于眼底图像的成像方式，图片大多为外方内圆，因此本实例选取的眼底图像掩模也为圆形，圆心为 C（$row/2$，$col/2$），半径 $r=$（$row+col$）$/2$。其中 row、col 分别为图像长和宽的像素数。

这两个圆形模板的公共区域即为最终裁剪的聚类模板 α（图 6-32），对 α 有如下定义：

$$\alpha=\begin{cases} -1, & I(x,y)\in obj \\ 1, & I(x,y)\notin obj \end{cases} \tag{6-10}$$

即模板和原图对应，若像素属于目标区域则定义为 -1，若不属于目标区域则定义为 1，最终分割结果见图 6-33。改进后的活动轮廓模型性能在以下方面有了提升。

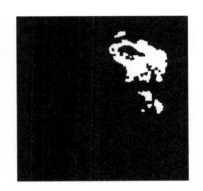

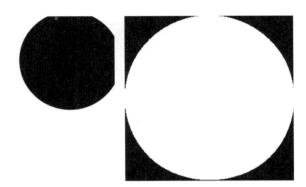

a. 初步分割图像　　　　　　b. 画出初始化轮廓　　　　　　c.MASK

图 6-31　初始化轮廓准备工作

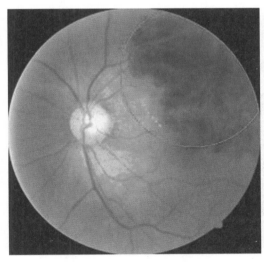

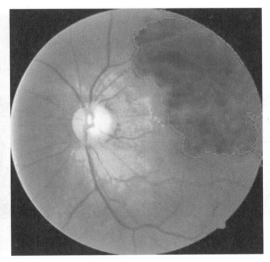

图 6-32　裁剪后的聚类模板　　　　　图 6-33　最终分割的出血点轮廓

（1）可以精确、有针对性地绘制初始化轮廓，满足活动轮廓模型对初始化轮廓的依赖性。

（2）增加聚类模板，可有效滤除一些干扰信息，尤其是噪声，极大提升算法的抗噪声性能。

（3）由于前两方面的性能提升，该算法可以大大减少迭代次数和迭代时间。

本实例采用方法的敏感性和特异性见表 6-11。

表 6-11　本实例采用方法的敏感性和特异性

敏感性（%）	特异性（%）
90.1	94.6

第六节　近视弧分割

一、概述

近视是一种常见的眼部疾病，指光线射入眼内后，在人的视网膜之前聚集，造成视觉的模糊。患者可以正常识别近处的东西，却看不清远处的物体。部分患者伴有头痛和眼睛疲劳等症状。

近视的程度通常按屈光度 D 的大小来划分，分为轻度近视（−3D 或以下）、中度近视（−3D 到 −6D）和高度近视（−6D 或以上）。高度近视患者发生视网膜脱落的概率更大，患青光眼的概率也更高。许多高度近视患者的视野里会出现漂浮物和阴影。

高度近视患者的眼底常出现伴视盘萎缩（PPA）病变。伴视盘萎缩的大小和位置不固定，若扩张到黄斑区，将会对患者的视力造成极大的损害，使患者连近处的物体也难以看清。一般根据伴视盘萎缩的边缘来判定其是否仍在扩张，清晰的边缘意味着伴视盘萎缩很可能已经停止扩张；边缘模糊不规则，则表明伴视盘萎缩还在扩张（图 6-34）。

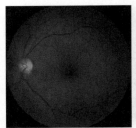
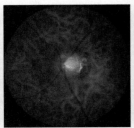
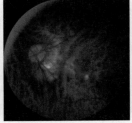
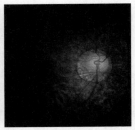

　　a. 正常眼睛眼底　　　　b. 高度近视眼底　　　c. 正在扩张的伴视盘萎缩　　d. 停止扩张的伴视盘萎缩

图 6-34　眼底彩照图

伴视盘萎缩区域又称近视弧，其宽度与近视程度呈正相关，因此可以通过对伴视盘萎缩进行分割，并研究其形态，进行早期的辅助诊断。目前有关伴视盘萎缩分割的研究不多，公开数据集较少，人工标注费时费力，且不能保证标注精度。此外，如图6-35 所示，早期的伴视盘萎缩呈月牙形，生长在视盘（OD）附近，面积较小，与视盘的亮度差异不明显，分割时容易受到视盘的干扰。同时，高度近视患者常伴有豹纹状眼底，这是视网膜被拉伸的结果，暂时无法通过手术或者特效药治疗。可透见的血管会影响病灶区域的识别和分割，降低分割精度。伴视盘萎缩的扩张没有明显的规律，不同患者眼底伴视盘萎缩的形状、大小差异大。伴视盘萎缩内有明显的色素沉积，当其扩张到一定程度时，会改变眼底形态。当伴视盘萎缩还在扩张时，其边界是模糊不清的，难以提取相关的轮廓信息。由此可见，多种因素限制着伴视盘萎缩分割网络的研究。

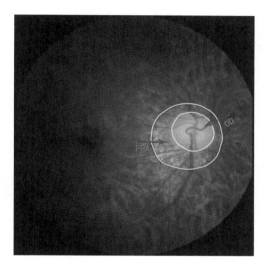

图 6-35　伴视盘萎缩（PPA）与视盘（OD）位置关系图

二、基于人工智能的近视弧分割方法实例

（一）近视弧自动分割网络

本实例中自动分割网络流程，如图 6-36 所示。该网络以 U-Net 为主干网络，引入了 Res2Net 神经网络构建块，生成 5 层卷积层。前 2 层 $\{f_i, i=1, 2\}$ 用来提取富含上下文信息的低层特征图，后 3 层 $\{f_i, i=3, 4, 5\}$ 提取的高层特征图则包括更多的局部信息。在低层和高层特征卷积层中间加入边缘注意力模块，用来提取病灶区域的边缘特征信息。同时，使用平行的部分解码器聚合多尺度高层特征信息，生成全局映射图。此外，低层特征图在全局映射图的作用下，输入到各级反向注意力模块。这些反向注意力模块相互级联，可以聚合低层特征与高层特征信息。平行的部分解码器和各级反向注意力模块生成的特征预测图都会与真实标签特征图进行深度监督连接，以提高分割的精确度。最后一级反向注意力模块生成的特征信息通过 Sigmoid 激活函数进行激活，从而生成最终的病灶区域分割预测图。

（二）数据集

国内外高度近视眼底彩照数据集较少，网上可以检索到的只有 iChallenge-PALM 上的 26 张图片，不能满足分割网络训练的需要。本实例从南京医科大学附属眼科医院获得了 400 多张初始数据集，并对数据进行了初步的处理：剔除模糊的图片和眼底变

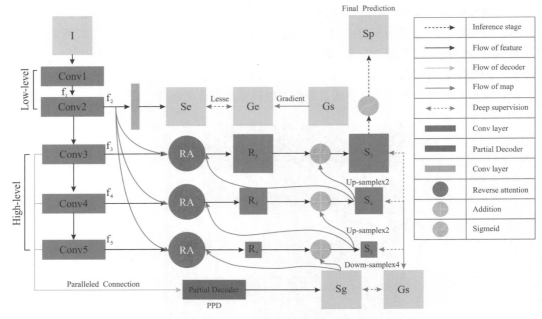

图 6-36　自动分割网络流程图

形严重的图片，将长方形的图片裁剪成正方形，并统一尺寸。最后得到了质量较好的 360 张眼底彩照。然后使用制作标签工具对伴视盘萎缩区域进行标注，获得真实标签图，标注工作在专业医生的指导下进行。本实例所使用眼底彩照的图片分辨率为 352× 352，边缘图则由真实标签图通过 Adobe Illustrator 2019 处理得到。并且，为了强调伴视盘萎缩分割区域，同时减少图片所占内存，对眼底彩照进行灰度化处理。最终获得完整的有真实分割标签的数据集见图 6-37。

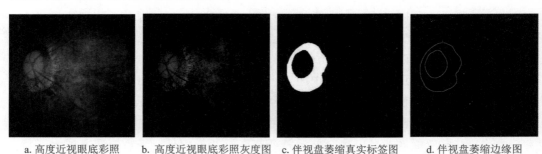

　　a. 高度近视眼底彩照　　b. 高度近视眼底彩照灰度图　　c. 伴视盘萎缩真实标签图　　d. 伴视盘萎缩边缘图

图 6-37　数据集

　　本实例中将训练集和测试集以 4∶1 的比例划分，即 288 张训练集图片和 72 张测试集图片。

（三）训练策略

　　训练选用 Adam 优化算法作为优化器，初始学习率为 0.000 1，网络设置训练总轮次为 50，批处理大小为 16，即一次处理 16 张图片的信息。

梯度截断能避免网络梯度爆炸，使训练过程更加稳定，实验设置梯度截断的裕度为 0.5。参数 num_workers 设置为 8，可以加快寻找批数据的速度。在 Adam 优化算法中使用学习率衰减的有效性已经得到了论证。网络在训练 25 轮时使用学习率衰减，衰减率为 0.1。

采用切片扩增的方式对数据集进行扩增，将切片大小设置为 48×48，切片数量为 115 200。

（四）分割结果

图 6-38 是网络分割病灶区域的可视化结果，表 6-12 是网络分割结果在不同指标上的得分。

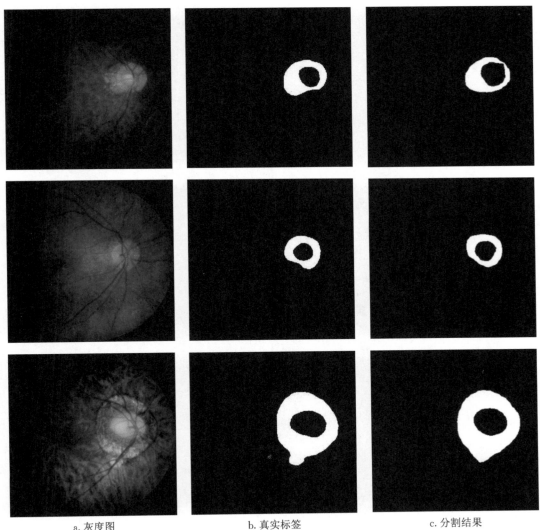

| a.灰度图 | b.真实标签 | c.分割结果 |

图 6-38　分割结果

针对病灶轮廓不规则的问题，本实例采用增加边缘注意力模块的方式，在训练阶段提取病灶区域的轮廓特征并进行特征学习，训练得到的模型可以生成边界更加清晰的预测图。针对 U-Net 网络受视盘严重干扰的问题，本实例使用平行的部分解码器模块和反向注意力模块来得到更多的高低层融合特征，这有助于网络学习区分伴视盘萎缩和视盘，在预测阶段避免分割出视盘。

表 6-12　分割结果指标

ACC	PR	SEN	SPE	F1	AUC
0.9922	0.8201	0.8650	0.9960	0.8294	0.9248

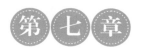

基于眼底彩照的人工智能诊断云平台

眼疾病已成为威胁人类健康的重要疾病之一，往往会对眼睛造成无法逆转的永久性损伤，其中致盲率较高的眼疾病有糖尿病视网膜病变、白内障、青光眼、年龄相关性黄斑变性、高度近视等。目前我国眼疾病患者数量呈逐年上升趋势，相关研究显示，我国是世界上盲人数量最多的国家之一，约670万人，占世界盲人总数的18%，其中视网膜血管病变是致盲的重要因素之一。而全国拥有眼科科室的医院仅占总数的23%左右，眼科医生数量仅为4.48万名左右，面对超过2亿的眼疾病患者，平均5万人才有1.6名眼科医生，医患比例异常悬殊，眼科医疗系统时刻处于超负荷运转状态。不仅是医疗资源严重缺乏，医疗资源分布也严重不均衡，相对集中在经济发达地区，基层医疗机构和偏远地区眼科医疗资源十分有限。罹患眼疾病的患者通常只能前往专业眼科医院和大型综合医院就诊，而这种局限性会造成患者的扎堆现象，进一步加剧了医疗资源不足的问题，患者往往花费大量时间排队候诊而导致病情延误。

眼疾病具有诊疗周期长、易复发等特点，患者往往需要多次前往医院寻找指定医生就诊，不仅给患者带来很大不便，也给医生的诊治带来不小的挑战。医生需要持续跟进许多患者的病情，传统的纸质病历查阅不便且易丢失，因此需要设计一种电子病历来有效保存患者的就诊记录，方便医生查阅。

随着计算机辅助诊断（computer-aided diagnosis，CAD）技术的不断发展和便携式眼底照相机的普及，出现许多眼疾病智能筛查系统。眼疾病智能筛查系统可以在不用医生干预的情况下，自动对患者眼底图像进行客观判断和分析并给出诊断意见和建议，具有高效、易于推广等优点，能够有效地辅助医生进行病情诊断，不仅提高了眼科医生的工作效率，也极大地缩短了患者的候诊时间，很大程度上缓解眼科医疗资源不足、分布不均的现状。因此，推动眼疾病智能筛查系统在临床诊断上的应用具有重大意义。基于上述眼科行业的不足，我们在获得患者眼底图像的基础上构建一个完整的眼疾病人工智能云平台系统，帮助医生和患者进行眼底图像质量评估、眼疾病诊断、病灶点分析和诊疗报告生成、电子健康档案建立并快捷完成远程会诊。该系统可以用于一些医疗技术不发达基层地区，如社区小诊所，甚至有可能进入普通家庭，方便完成对眼睛的实时监护。

本章将结合深度学习技术对常见眼底疾病进行分类诊断，采用迁移学习策略训练Efficient Net分类网络以得到网络模型，将算法模块部署至阿里云服务器并与前端访问端口进行对接。算法模块接受并处理网页请求并返回分析结果，结果包含病种名称和患病概率。此外，系统还能生成诊疗报告供医生和患者查看，建立和共享电子健康档案，实现快捷的远程转诊会诊。

第一节　人工智能诊断平台的组成

一、诊断平台流程

眼底疾病诊断平台流程见图 7-1。首先通过医院、社区和互联网平台等多种形式获得待诊断眼底图像，接着将待诊断眼底图像上传至前端服务器。前端服务器对数据进行简单的整理后传输至后台管理与数据统计平台并进行简单分析。与此同时，将图片地址封装为 URL 并向 AI 算法模块发送 HTTP 请求，等待 AI 算法模块处理请求并返回结果后同时将诊断图片与分析结果发送至结果展示平台，以诊疗报告的形式提供诊断结果。

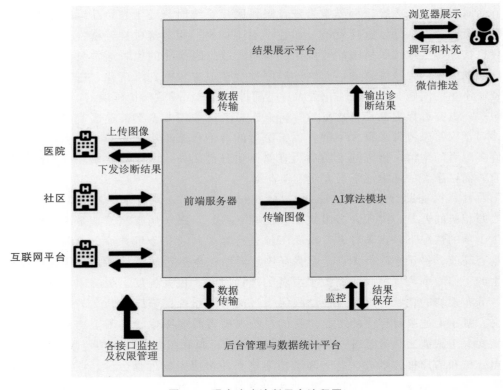

图 7-1　眼底疾病诊断平台流程图

二、AI 算法模块流程

AI 算法模块作为整个系统的核心模块，下一节将对其重点介绍。该算法模块流程图见图 7-2。首先，前端服务器向算法服务器指定端口发送 HTTP 请求，AI 算法模块解析 HTTP 请求，获取待诊断图片的网络地址。接着通过判断图片文件名是否存在来决定是否下载图片。对获得的待诊断图片进行格式检查，若其为三通道彩色眼底图像则流程继续，否则返回图片格式错误的结果。若图片格式正确，则准备送入分类模型进行预测。考虑到高并发等意外情况，在将图片送入分类器之前加入 Redis 作为简单的中间件，将 Redis 作为缓存应对突发的如大量访问等特殊情况。最后分类器将预测结果以字典形式返回，包含病种名称和患病概率。

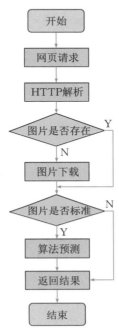

图 7-2　AI 算法模块流程图

三、结果展示平台框架

结果展示平台主要包含两个模块，分别是报告库和影像库，报告库包含四个子模块，分别是主诊、会诊、科室、我的收藏，每个子模块都列举属于该模块的病例，如图 7-3 所示。

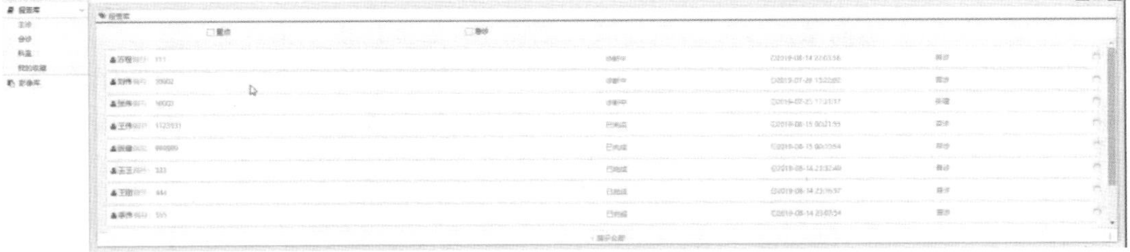

图 7-3　报告库展示图

（1）主诊：显示由当前账号医生发起诊断的病例。

（2）会诊：显示其他账号医生向当前账号医生申请会诊的病例。

（3）科室：查看本科室内所有影像报告。

（4）我的收藏：显示当前账号医生收藏的病例，对收藏病例只能查看该病例下所有医生的诊断建议，不能进行任何诊断操作。

影像库列举了由当前账号医生建立的病历记录，如图 7-4 所示，展示病例的基本信息，包括科室名称、患者姓名、处理状态等。

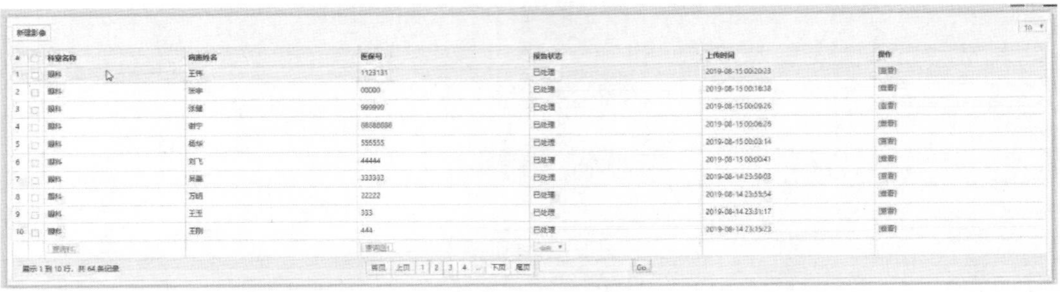

图 7-4　影像库展示图

点击左上角"新建影像"按钮，填写患者的基本信息，如患者编号、患者姓名、患者性别、患者年龄。此外，还需要点击"上传眼底图像"按钮，此处为了演示功能，仅上传左眼图像（图 7-5）。填写完毕之后，点击"提交按钮"便会自动建立病例档案，将该病例中图像上传至图片服务器，同时将相关信息封装为 URL 向 AI 算法模块发起 HTTP 请求。诊断结果包含就诊信息、AI 诊断信息、医生诊断信息。

（1）就诊信息：包含患者的基本信息以及待诊的左、右眼图像。

（2）AI 诊断信息：包含 AI 算法模块给出的简单诊断信息，包括患有眼底疾病的种类和概率值，并以扇形图的形式直观展示。

（3）医生诊断信息：包含诊断历史信息和当前医生的诊断建议模块。诊断历史信息中包括各类型医生信息以及给出的诊断建议。诊断建议模块包含标签按钮、处理状态按钮、收藏按钮以及诊断建议撰写栏，医生可根据需要点击相应按钮。

如图 7-6 所示，当医生填写诊断建议完毕之后，有 3 个按钮可供选择：提交诊断、诊断并转诊、诊断并会诊。图 7-6 中诊断历史信息中医生的诊断建议仅为功能展示用。

（1）提交诊断：当前医生提交诊断建议，如图 7-6 诊断历史中第二栏。

（2）诊断并转诊：当前医生提交诊断建议并向指定医生发起转诊，转诊医生填写诊断意见，如图 7-6 诊断历史中第三栏，转诊医生可以向其他医生发起转诊或会诊。

（3）诊断并会诊：当前医生提交诊断建议并向指定医生发起会诊，会诊医生填写诊断意见，如图 7-6 诊断历史中第四栏，会诊医生不能向其他医生发起转诊或会诊。

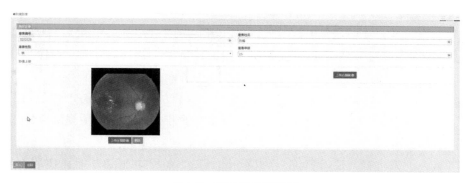

图 7-5　新建影像展示图

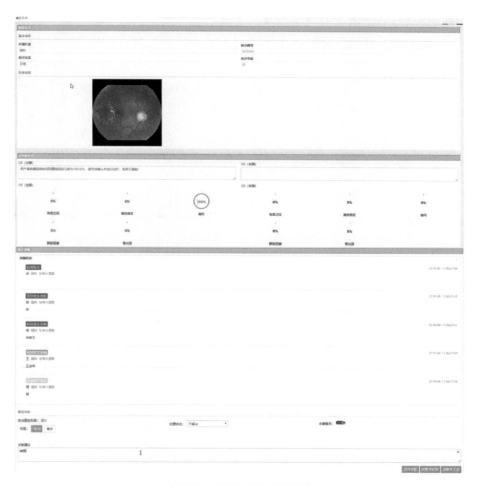

图 7-6　AI 诊断结果展示图

第二节 ✦ AI 算法模块整体框架

AI 算法模块的整体流程在图 7-2 中已经展示，该模块的主要功能是对眼底图像进行质量检测并预测诊断结果，返回结果给展示平台。由于其中的算法预测阶段使用 Python 语言进行编写，为了提高兼容性，简化模块的搭建，AI 算法模块的 Web 服务部分均采用 Flask 框架进行开发。Flask 是目前十分流行的 Web 框架，同样使用 Python 语言编写，是一个可以花费较少精力即可完成丰富功能的中小型网站或实现 Web 服务的轻量级框架。另外，Flask 还有很强的定制性，用户可以根据自己的需求来添加相应的功能，在保持核心功能简单的同时丰富与扩展功能，其强大的插件库可以让用户实现个性化的网站定制，开发出功能强大的网站。将训练好的模型采用多进程的方式挂载在 Flask 框架中，每次得到 HTTP 响应就可立即对图像进行处理而不用每次调用都重新加载，具有较高的诊断效率。最后对模型输出的结果进行封装，以字典的形式返回所输入眼底图像的诊疗报告，供结果展示平台进行处理及展示。

一、Flask 框架介绍

Flask 框架主要依赖 Jinja 模板引擎和 Werkzeug WSGI 套件。它们分别负责业务处理和安全方面的功能，为开发过程提供了丰富的基础组件。Werkzeug 是一个综合性的 WSGI Web 应用程序库。它最初只是 WSGI 各种实用程序的简单集合，现在已经成为最先进的 WSGI 实用程序库之一。该程序库可以实现以下多种实用的功能。

（1）交互式调试器。允许在浏览器中用交互式解释器检查堆栈中任何帧的堆栈跟踪和源代码。

（2）功能齐全的请求对象。具有与头、查询参数、表单数据、文件和 cookie 交互的对象。

（3）响应对象。可以包装其他 WSGI 应用程序并处理流数据。

（4）路由系统。用于将 URL 与端点匹配并为端点生成 URL，具有一个可扩展系统，用于从 URL 捕获变量。

（5）HTTP 实用程序。用于处理实体标记、缓存控制、日期、用户代理、cookie、文件等。

（6）线程化的 WSGI 服务器。在本地开发应用程序时使用。

（7）测试客户机。用于在测试期间模拟 HTTP 请求，而不需要运行服务器。

Jinja2 库是一个快速的、可扩展的模板引擎。模板中的特殊占位符允许编写类似于 Python 语法的代码以传递数据，并呈现最终文档。它还具有支持自动 HTML 转移功能、能够很好控制外部黑客的脚本攻击等优点。页面加载过程会将源码进行编译形成

Python 字节码，从而实现模板的高效运行。模板继承机制可以对模板内容进行修改和维护，为不同需求的用户提供相应的模板。整体的 Flask 框架工作流程，如图 7-7 所示。

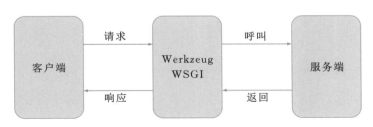

图 7-7　Flask 框架工作过程图

二、HTTP 解析模块

前端服务器以统一资源定位符（uniform resource locator，URL）形式和 AI 算法模块进行网络通信。URL 是一种统一资源定位符，包含通信协议、目标主机地址、目标主机端口和资源存放路径四部分信息。HTTP URL 的格式如下：

http：//host ["：" port] [abs _ path]

其中 http 表示要通过 HTTP 协议来定位网络资源；host 表示合法的 Internet 主机域名或者 IP 地址；port 指定一个端口号，为空则使用缺省端口 80；abs _ path 指定请求资源的 URI；如果 URL 中没有给出 abs _ path，那么当它作为请求 URI 时，必须以"/"的形式给出，通常浏览器自动帮我们完成这个工作。

在解析 URL 时我们使用到了上面介绍的 Flask 框架，使用装饰器语法将 URL 处理函数转换为服务，指定访问方法为 GET 或 POST。这两种方法的解释分别如下。

（1）GET 请求获取 Request-URI 所标识的资源。

（2）POST 在 Request-URI 所标识的资源后附加新的数据。

将该服务指定监听本机地址和通信端口便可实现 URL 到处理函数的映射。最后使用 Requests 库解析 URL 来得到图片的网络地址。

三、图片下载模块

HTTP 解析模块获得待诊断图像的网络地址，我们以图片网络地址为参数，使用 Requests 库以 GET 方式请求该图片的文件内容，得到 HTTP 响应之后校对状态码是否等于 200，状态码等于 200 代表 HTTP 请求成功。接着校对请求返回数据的大小和请求反应头内容的大小是否相等，若相等则表明图片内容完整，可作为合格的彩色眼底图像送入分类器中进行预测。整体的流程见图 7-8。

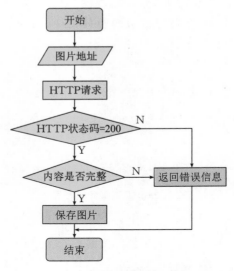

图 7-8　图片下载模块

四、算法预测模块

算法预测模块是整个后端系统的核心，主要分为质量评估以及多病种诊断两个环节，见流程图 7-9。第一个环节为质量评估，用以筛选非眼底彩照或过于模糊、过曝光或欠曝光的眼底彩照。在第三节中将详细对该环节的设计进行讲解。第二个环节为多病种诊断，近年在分类任务上取得较好成绩的 Efficient Net 网络结合注意力模块构成多病种诊断的网络，在第四节中将详细对其进行讲解。生成的结果为病种编号及其对应的概率值，通过诊疗报告生成环节将其转变成包含对每个病种的描述及病情诊断的字典，打包返回结果展示平台，即完成了整个算法预测模块的步骤。

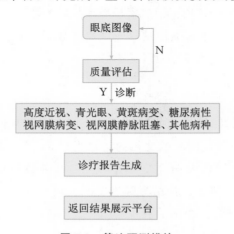

图 7-9　算法预测模块

第三节　质量评估

质量评估环节是算法预测模块的首要环节，如果没有对输入的眼底图像质量进行一定的把控，将严重影响后面多病种诊断的图片质量，使最终结果存在极大的误差。对于眼底图像质量的评估，ARIC组织的研究将其分为两个方面：一个是通用图像质量参数，如聚焦和清晰度；另一个是结构图像质量参数，如血管清晰度、视盘可见度。传统的方法是通过采用一些通用图像信息，如直方图匹配、边缘强度分布和对比度特征来评估图像质量。尽管通用图像质量参数具有计算复杂度低的特点，但是影响眼底图像质量的因素有很多，这些方法无法捕捉所有的情况。一些图像质量评价（IQA）方法结合了通用图像质量参数和结构图像质量参数（包括血管和视盘的标记等），可是这些方法复杂度高并且依赖于准确的分割技术。其他的一些方法是提取出显著图特征或者HOG特征，然后将这些特征送入支持向量机（SVM）中进行分类。总的来说，传统的方法依赖于人工设计的特征，泛化性差。人类是通过视觉系统来对眼底图像质量进行评估的，这些传统的方法没有对人类视觉系统加以考虑。基于卷积神经网络（CNN）的眼底图像质量评估算法可以克服上述问题。本节拟采用CNN架构对眼底图像进行质量评估。质量评估环节主要需要筛除以下几类眼底图像。

（1）非眼底彩照。如自然图像、OCT图像、黑白眼底照相等图像。

（2）过于模糊的眼底彩照。眼底彩照过于模糊，将无法分辨血管、视盘、黄斑等部位的患病情况，不利于接下来的诊断。

（3）过曝光的眼底彩照。眼底彩照过度曝光，即亮度过高，容易影响高光部分的清晰度。影响最直接的是视盘区域，某些病种如青光眼的诊断依据是通过衡量杯盘比（C/D）的大小、盘沿有无切迹、视盘有无出血、视网膜节细胞神经纤维层有无缺损等，当视盘区域过亮时容易模糊杯盘之间的界限，无法有效获取视杯的真实区域，从而影响对该病种的诊断准确度。

（4）欠曝光的眼底彩照。眼底彩照欠曝光，眼底除视盘区域外将无法识别，如图7-10中欠曝光图像所示，无法判别病种种类。

（5）其余低质量眼底彩照。由于成像设备的传输不稳定或拍照过程中镜头污染，容易产生不完整的眼底彩照或灰尘伪像，同样是无效的图像，因此需要剔除。

以上所提到的低质量眼底图像见图7-10。

接下来将设计一个质量评估模块来筛除不合规范的眼底图像，该模块可以使用两种方法——分类网络或目标检测技术进行处理。两种方法均有其优缺点，下面将对两种方法的设计过程进行阐述。

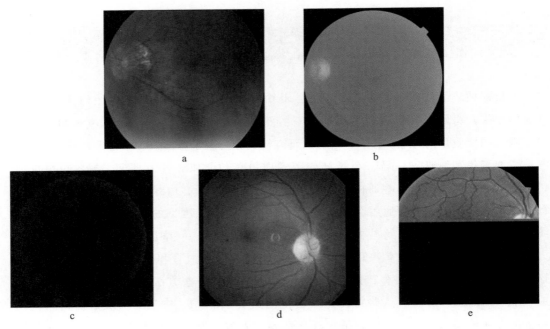

图 7-10　低质量眼底图像眼底

一、使用分类网络进行质量评估

使用分类网络进行质量评估的方式较为简单，只需设计一个二分类网络即可。将数据集分为两类并分别打上标签，一类为高质量、清晰的眼底彩照数据，另一类为无效的或者无意义的图像数据。为了减小不同成像设备的差异，在图像进入分类模型之前需要进行预处理，并使用数据增强方式扩增数据集。训练好的模型将会直接将图像判别为高质量（好）或者低质量（差）。另一种将输出替换为线性回归的方式，输出只有一个结果，得分在 0～1，代表对该图像的质量评分。该方式可更直观地观察图像的质量好坏程度。整个分类网络的流程见图 7-11。

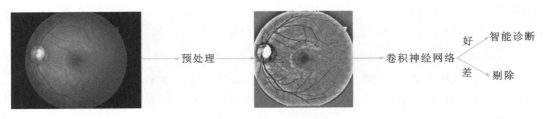

图 7-11　眼底图像质量评估分类网络流程

（一）图像预处理

拿到原始图像后，第一步需要对图像周围无用的黑色区域进行裁剪。对每张图像进行手动裁剪既需要花费大量人力，也无法在未来接收到预测图像时实现自主的分类，因此需要设计一个自动裁剪无效区域的函数。该函数首先将原始图像转换为灰度图，后对图像像素分别按列和行进行扫描，若整列或整行的灰度值都处于某个阈值之间则保留，否则移除该列或该行。自动裁剪前后的结果见图 7-12。

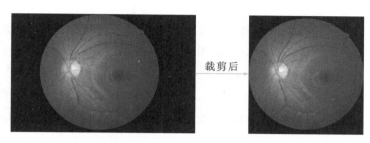

图 7-12　眼底图像自动裁剪前后对比

下一步是对图像进行归一化预处理。大多数使用迁移学习方式的神经网络的归一化方式是将图像的均值与方差归一化至与 ImageNet 的均值和方差相同，但因为我们处理的眼底图像与自然图像有很大程度上的差异，直接使用该方式不一定能得到很好的效果。分析眼底图像的数据集，可以发现不同成像设备得到的眼底图像差异明显。除此之外，需要将眼底某些容易患病的部位如视杯、视盘、黄斑区或血管等加强，提高后面处理的准确率。因此我们采用将图像高斯模糊处理后与原始图像反向叠加，并将像素色彩均值移动到 128 的方式进行归一化以改善以上的情况。具体的公式如下所示：

$$I_e(x, y) = \alpha I(x, y) + \beta Gaussion(x, y, \rho) * I(x, y) + \gamma \tag{7-1}$$

其中，I 为输入图像，$*$ 表示卷积操作，$Gaussion(x, y, \rho)$ 表示标准差为 ρ 的高斯滤波器，参数 α、β、γ 和 ρ 为经验参数，在本节中设置 $\alpha = 4$、$\beta = -4$、$\gamma = 128$ 和 $\rho = 10$。

归一化前后的结果，如图 7-13 所示。

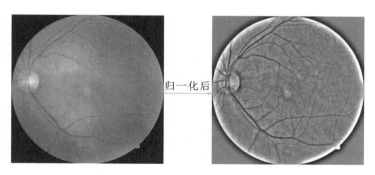

图 7-13　眼底图像归一化前后对比

由于训练过程中使用的眼底图数据集只有一万多张样本，难以拟合出现实中千变万化的情况，甚至无法很好地对没"见过"的验证集进行测试。这种情况在深度学习中称为"过拟合"，即神经网络对训练的数据已经达到相当高的分类正确率，甚至达到百分之百，但当测试没学习过的数据时正确率却非常低。为了解决这个问题，随机改变样本可降低模型对某些属性的依赖，使参数与任务的复杂程度成比例。

数据增强的原理其实非常简单，在每次训练时对提取的数据在不丢失细节的情况下进行随机的图像变换，提高网络对同种类别但有略微差异的图像的适应性，即网络的泛化能力。对于眼底图像，由于输入的图像均为完整的眼底彩照，不会存在大小不一的情况，因此本节采用的数据增强形式为：①随机水平翻转；②随机角度旋转；③随机平移、缩放；④随机模糊。根据不同的任务，数据增强都会对验证集结果有极大的提升。输入的图像经过上述完整的预处理后，对每个像素除以 255 以将图像值域保持在 0~1，并根据模型需要的图像尺寸进行缩放，即可输入模型中进行训练、验证与测试。

（二）模型搭建

Inception-ResNet-V2 是在 Inception-V4 的基础上进行 ResNet 改造的，而 Inception-V4 对 Inception-V3 进行了架构的细化与改进。Inception 家族的最大特点是使用 Inception 模块，该模块并联不同大小的卷积核，即得到不同大小的感受野，最后融合拼接不同尺度特征，如图 7-14 所示。

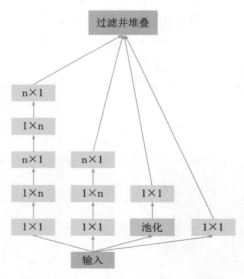

图 7-14　Inception-V3 的 Inception 模块

图中的 Inception 模块使用的都是 1xn 或 nx1 的卷积，与前两版本使用 nxn 的卷积相比，这样做可以减少一定的运算量。同时，Inception-ResNet-V2 使用了新的 Inception 模块，即 Inception-ResNet 模块。相较于普通的 Inception-V4 模型，Inception-ResNet-V2 在能达到相近的精度情况下计算量更小。该模块如图 7-15 所示。

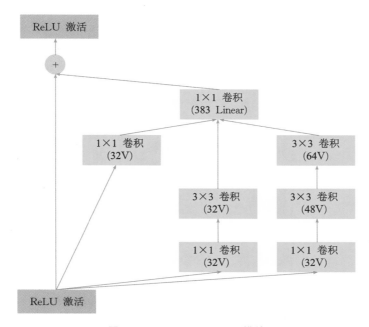

图 7-15　Inception-ResNet 模块

在这个残差版本的 Inception 模块中，使用只有 3 个分支的卷积，并且每个分支后面都跟着一个 1×1 线性卷积层。但是如果通道数量超过 1 000，这个 Inception-ResNet 模块就会失去稳定，并且在训练的早期死亡，死亡指几千次迭代后在平均池化前的最后一层会开始完全零化，只产生很小的数。经过研究发现，如果在模型后端的卷积增加跳跃连接，让网络自适应选择是否舍去某些卷积层，有助于模型训练的稳定及收敛。根据该结论，产生了一系列效果优异的网络，即 ResNet 家族。该思想同样可以使用在 Inception 模块中，增加整个模块的跳跃连接，提高训练的收敛性。

下面主要介绍 Inception-ResNet 网络模型整体结构，如图 7-16 所示，该架构是 Inception-ResNet-V1 和 Inception-ResNet-V2 共用的，但是里面的组件细节有部分不同。其中 Stem 模块的结构见图 7-17。

表 7-1 对比了该网络模型与其余 Inception 网络模型在 ILSVRC-2012 数据集上的分类准确性。ImageNet 是一个拥有超过 1 500 万张带标签的高分辨率图像的数据集，而 ILSVRC 是 ImageNet 的一个子集，分 1 000 种类别，有超过 120 万张训练图像、50 000 张验证图像和 150 000 张测试图像。在 ImageNet 上，习惯性地报告 2 个误差率：Top-1 和 Top-5，其中 Top-5 误差率是指测试图像上正确标签不属于被模型认为最有可能的 5 个标签的百分比。可以看见，Inception-ResNet-V2 网络模型分类的错误率相对于其他网络模型还是有一定优势的。

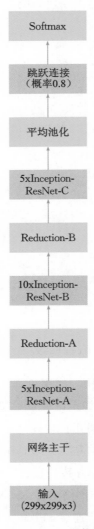

图 7-16　Inception-ResNet 网络模型整体结构

表 7-1　在 ILSVRC-2012 数据集上的测试结果

网络模型	Top-1 Error	Top-5 Error
BN-Inception	25.2%	7.8%
Inception-V3	21.2%	5.6%
Inception-ResNet-V1	21.3%	5.5%
Inception-V4	20.0%	5.0%
Inception-ResNet-V2	19.9%	4.9%

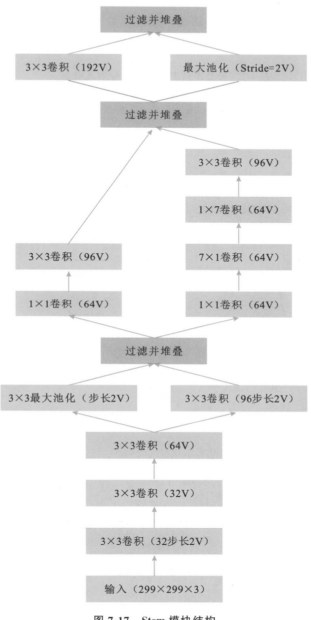

图 7-17　Stem 模块结构

（三）训练结果

上述模型的评估指标为分类准确率与 AUC 值。

在眼底图像质量评估任务中，AUC 值越大，代表该模型越适合用于眼底图像质量评估。

表 7-2 为图像经过预处理后每隔 1 000 轮训练得到的测试集分类准确率。从表中可知，训练完 5 000 轮后，模型的分类准确率已经没有明显的变化，稳定在某个值附近。

我们选择训练轮数为 7 000 时的准确率 94.91％作为眼底图像分类的准确率。与未经过预处理的眼底图像的模型分类准确率相比，经过预处理的眼底图像的模型分类准确率总体较高，提高了大约 1％。

表 7-2　预处理后图像测试集分类准确率

训练轮数	3 000	4 000	5 000	6 000	7 000	8 000
准确率	92.36％	93.36％	94.36％	94.18％	94.91％	94.91％

根据训练 7 000 轮的数据，还可以用 SPSS 软件画出受试者工作特性曲线（ROC）并得到曲线下面积（AUC），AUC 值越大，模型的分类性能越好，具体的结果见图 7-18 和表 7-3。从图表中可以看出，ROC 曲线下面积达到了 98.2％，分类性能可以满足实际需求。

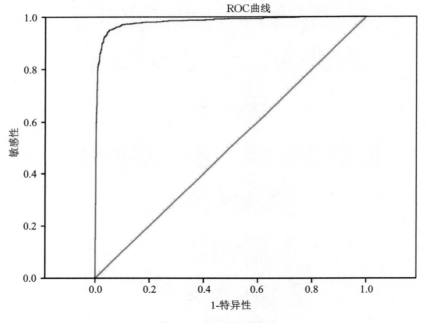

图 7-18　ROC 曲线图

表 7-3　ROC 曲线下面积

检验结果变量：logits

面积	标准差[①]	渐进 Sig[②]	渐近 95％置信区间	
			下限	上限
0.982	0.003	0.000	0.977	0.988

注：①在非参数假设下。

　　②零假设：实面积＝0.5。

二、使用目标检测技术进行质量评估

随着目标检测技术逐渐成熟，Faster-RCNN、YOLO-v5 等模型已经被证明了能在各种识别任务中得到高效率、高精度的结果。在眼底多病种诊断中，由于某些病种如青光眼、黄斑病变等只依赖眼底图像的局部区域，因此在后期多病种诊断环节将整体图像分类结合局部区域分类能得到更准确、更具可解释性的结果。因此进一步升级系统的时候需要在多病种诊断前增加目标检测模块，用于提取眼底彩照的视盘区与黄斑区。与此同时，该检测模块也可起到第一步的质量评估作用，若图像中无法识别视盘区与黄斑区，该图像的病种诊断也将没有意义，因此可以进行筛除。在本节中，将使用 YOLO-v5 模型对图像进行质量评估。

（一）数据集处理

原始数据集没有视盘区的标签，因此只能依赖手动标注。为了提高效率，在标注的时候采用半监督的方式，即先标注小部分的样本，训练出一个模型后用其预测其余的未标注样本以生成更多的样本标签，再手动对这些标签进行修正。每次的训练样本与待预测样本均包含每个病种的图像，以提高模型鲁棒性。同时在训练时还需加入部分自然图像，并不给予标签，让模型避免将自然图像中相似的形状识别为视盘。

由于该流程在后续可能还需要用识别的视盘辨别其余病种，因此在标注时需要将视盘周围的萎缩弧或其余病变情况一起标注，部分标注样本见图 7-19。

首先手动标注 300 张样本，其中 30 张作为验证集、270 张作为训练集。模型训练到收敛后，用其预测 300 张测试集样本，并对结果进行人工修正。再用得到的 600 张图像训练，并预测新的 600 张测试集样本，以此类推，最终得到 4 000 余张有标签的样本，以及一个视盘识别效果较佳的识别网络。由于 YOLO-v5 自带了很强的数据增强功能，因此初步的数据集除了缩放尺寸外不需要其余的预处理手段。

（二）模型搭建

2020 年 6 月，Ultralytics 发布了 YOLO-v5，其性能与 YOLO-v4 不相伯仲，且目前在推理速度上最强。YOLO 系列的目标识别模型属于单阶段（one stage）算法，与 Faster-RCNN 等双阶段算法不同，单阶段算法不需要先找出感兴趣区域（ROI），而是直接对框的坐标和类别进行预测，因此会有很高的运算效率。早期该方法虽然快，但在精度上与双阶段算法有一定的差距。然而随着模型的不断改善，如今 YOLO 已能达到较高的识别准确率。如图 7-20 所示，在 COCO 数据集中 YOLO-v5 模型的各参数效果远超谷歌开源的 EfficientDet 模型。

在输入端，YOLO-v5 采用了和 YOLO-v4 一样的 Mosaic 数据增强方式，对图像进行随机裁剪、缩放、排布。这种数据增强方式对小目标的检测效果有很高的提升，在本任务中对边缘不完整的视盘检测，以及不含视盘的目标检测也有不小的效果提升。图 7-21 是使用 Mosaic 数据增强后的部分训练样本。

YOLO-v5 使用 CSPDarknet 作为 Backbone，从输入图像中提取丰富的信息特征。

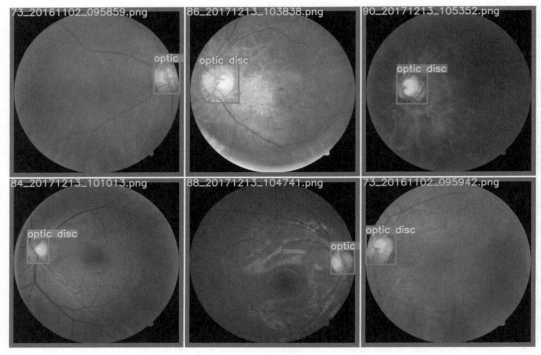

图 7-19　视盘标注示例

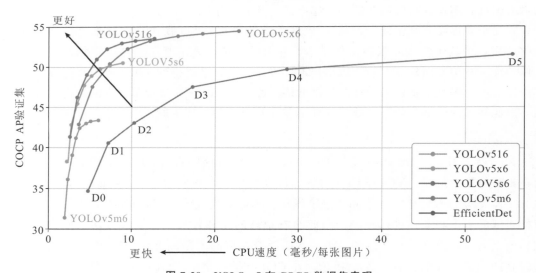

图 7-20　YOLO-v5 在 COCO 数据集表现

（图自：https://github.com/ultralytics/yoloV5）

跨阶段局部网络（cross stage partial networks，CSPNet）在保证推理速度和准确率的前提下减少了模型参数量和 FLOP 值，从而得到了很小的模型尺寸。实现这个效果的方式实际上借鉴了 DenseNet 的思想，复制浅层的特征映射图并通过 Dense block 发送至下一个阶段，从而将基础层的特征映射图分离出来。这种方法可以将梯度的变化完

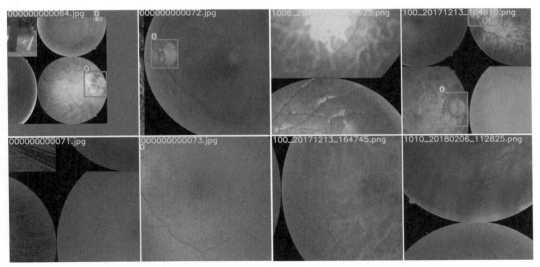

图 7-21　使用 Mosaic 数据增强后的眼底图像

全地集成到特征图中，解决了其他卷积神经网络框架 Backbone 中梯度信息重复的问题，从而减少网络参数量。将跨阶段局部网络的思想与 Darknet53 进行结合及改造，每个 Stage 穿插 CSP 的结构即成了 YOLO-v5 的 Backbone 网络。

　　YOLO-v5 使用路径聚合网络（path aggregation network，PANet）作为 Neck 来聚合特征，生成特征金字塔。特征金字塔会增强模型对不同缩放尺度对象的检测，从而能够识别不同大小和尺度的同一个物体。在 YOLO-v4 的研究中，PANet 被认为是最适合 YOLO 的特征融合网络。该网络的特征提取器采用了一种新的增强自下向上路径的 FPN 结构，改善了低层特征的传播；同时使用自适应特征池化恢复每个候选区域和所有特征层次之间被破坏的信息路径，聚合每个特征层次上的每个候选区域，避免被任意分配。特征聚合后输入模型的 Head 进行定位与分类，在特征图上应用锚定框，并生成带有类概率、对象得分和包围框的最终输出向量，便完成了整个模型的流程。

　　在类别概率得分以及目标分数中，YOLO-v5 均使用交叉熵损失函数进行计算，而 bounding box 采用了 GIoU Loss 作为损失函数进行计算，公式如下。

$$L_{GIoU} = 1 - GIoU \tag{7-2}$$

$$GIoU = IoU - \frac{|C - (A \cup B)|}{|C|} \tag{7-3}$$

　　其中 A、B 分别代表标签框与预测框，我们根据这两个框找到一个最小的封闭形状 C，让 C 可以把 A、B 包含在内，接着计算 C 中没有覆盖 A 和 B 的交集面积占 C 总面积的比值，并用 A 与 B 的 IoU 减去这个比值，即 A 与 B 的 GIoU 值。可直接将其作为距离相减，从而得到最终的损失值。

（三）训练结果

　　在目标检测的过程中，有几个比较重要的指标，分别为精确率（precision）、召回率（recall）以及 mAP 值。

根据精确率和召回率可画出 P-R 曲线，曲线下面积越大表示图像在不同分布的情况下得到的结果更优。该面积值称为 mAP 值，是当今目标检测中使用最广泛的评价指标之一。

　　由于任务只有一个类别，且特征较明显，属于相对简单的任务，因此使用参数量最小的 YOLO-v5 作为检测模型。完整的过程经过了 3 次的数据扩增，每次结果都达到了很好的效果，此处仅展示最终一次训练的过程以及结果。

　　损失值越低表示预测的结果与标签结果越接近。图 7-22 为 50 次迭代中训练集与验证集的损失值变化曲线。其中 Box 为预测框损失值，Objectness 为目标分数的交叉熵损失值。

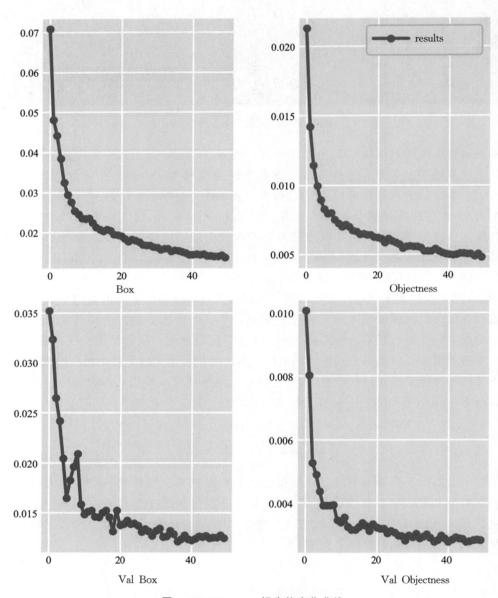

图 7-22　YOLO-v5 损失值变化曲线

从损失值变化曲线中可以发现训练集和验证集的收敛情况良好，没有发生过拟合的情况。为了更详细地得到最终验证集的各项指标，在图 7-23 中绘制了验证集每次迭代的精确率、召回率、IoU 阈值为 0.5 时以及 IoU 阈值在 0.5 到 0.95（步长为 0.05）时平均的 mAP 值，分别用 Precision、Recall、mAP@0.5 以及 mAP@0.5：0.95 表示。

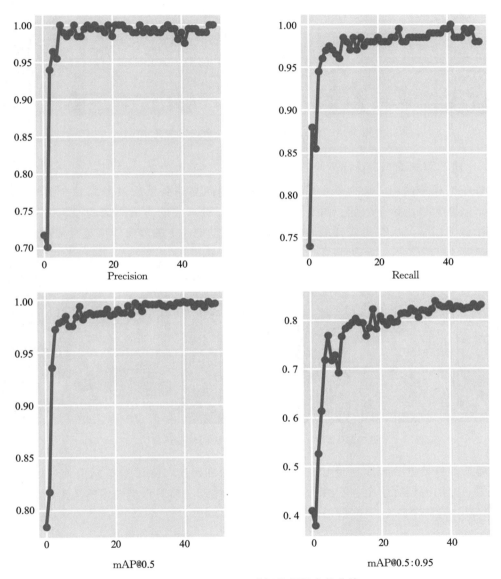

图 7-23　YOLO-v5 验证集指标变化曲线

　　从上图可看出，除 mAP@0.5：0.95 外，其余各项指标均收敛至 1 左右，也就是说假阴性率与假阳性率十分低，模型预测效果极佳。图 7-24 展示部分验证集的视盘识别结果。

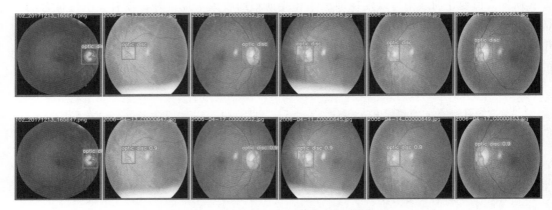

图 7-24　YOLO-v5 验证集的视盘识别结果

（四）检测模型的质量评估效果

在训练时模型使用的均为质量较高的样本，因此当遇到低质量图像时会无法检测出视盘，或者对视盘评分较低。图 7-25 是最终模型对某些低质量图像的检测结果，可以发现图像无法检测出视盘或有很低的分数，只要设定一定的阈值即可进行筛除。

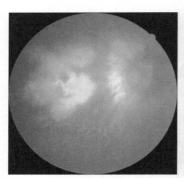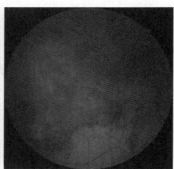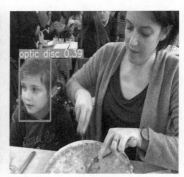

图 7-25　YOLO-v5 对低质量图像的检测结果

在后期如果要进一步提高对低质量图像的筛除准确度，除了调整阈值外可以将低质量图像一并加入训练集中并不给予标签，让模型主动忽略对该类图像的视盘检测。

三、质量评估总结

前两小节分别介绍了使用分类网络与目标检测技术进行质量评估，并搭建了模型进行实验。分类网络的灵活性高，只要得到按照图像质量分好类的数据集，可以直接进行模型训练。除此之外，若提供更详细的图像标签，如是否模糊、是否过曝光或欠曝光、是否为眼底图像等可以得到更详细的分类结果，且模型搭建较为简便。然而此方式会让后端系统额外增加一级卷积神经网络，稍微降低了诊断的效率。目标检测技术在提取视盘区域的同时进行质量检测的效率更高，在提供诊断依据时也能得到更有说服力的结果，如无法发现视盘区或黄斑区等。但该方法需手动进行图像标注，训练前的数据处理上花费时间更多。根据以上优缺点，灵活地选取质量评估的方式可得到满足实际需求的质量评估模型。

第四节　多病种诊断

　　眼底多病种诊断模块的主要功能是对常见眼底疾病进行分类诊断，主要包括健康眼底、糖尿病视网膜病变、青光眼、视网膜静脉阻塞、年龄相关性黄斑病变、高度近视和其他眼底疾病共 7 类。其他眼底疾病主要包括视网膜脱离、视神经萎缩等。图 7-26 展示了常见眼底疾病，图 7-26a 是正常眼底图像，纹理清晰，无明显病灶。图 7-26b 是高度近视，表现为视盘周围脉络膜萎缩，围绕视盘产生月牙状或包围形的近视弧，常见并发症有玻璃体变性、白内障、黄斑裂孔、青光眼等。图 7-26c 是黄斑病变，表现为黄斑部有黄灰色渗出性病灶及出血，圆形或椭圆形，边界不清，病灶外周有一色素紊乱带，主要症状为中心视力减退、中心暗点、视物变形。图 7-26d 是视网膜静脉阻塞，表现为视网膜血液瘀滞、静脉迂曲扩张、视网膜出血和水肿，主要症状为中心视力下降，或某一部分视野缺失。图 7-26e 是青光眼，表现为视盘萎缩及凹陷导致的杯盘

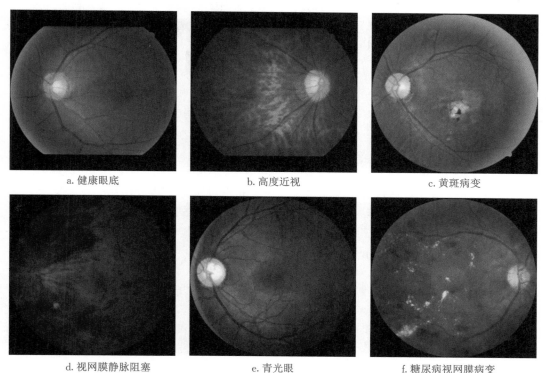

a. 健康眼底　　　　　　　　　b. 高度近视　　　　　　　　　c. 黄斑病变

d. 视网膜静脉阻塞　　　　　　e. 青光眼　　　　　　　f. 糖尿病视网膜病变

图 7-26　常见眼底疾病

比增大，主要症状为眼胀、眼痛、畏光、流泪、头痛、视力锐减等。图 7-26f 是糖尿病视网膜病变，表现为微动脉瘤、出血、硬性渗出、棉絮斑、静脉串珠状、黄斑水肿等，主要症状为视力严重下降甚至完全失明。

一、眼底多病种分类网络

我们使用 EfficientNet 网络作为分类器。它于 2019 年由谷歌提出，具有一种对分类网络优化更加泛化的思想。过去的分类网络优化方式通常是在增加网络深度、增加网络宽度和增加分辨率中采用一种，而 EfficientNet 的作者认为这三种方式不应独立存在，因此作者提出了一种复合模型缩放方法，通过同时优化网络深度、宽度和分辨率来提升性能，在取得 SOTA 准确率的同时，大大减少了模型参数量和计算量。图 7-27 展示了模型在各种维度的缩放方式。

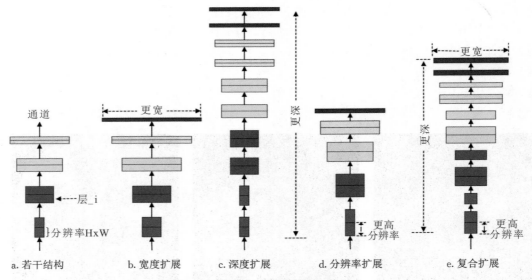

图 7-27　模型在各种维度的缩放方式

EfficientNet 的作者通过实验表明单维缩放方式可以有限地提升网络性能，达到一定瓶颈后性能不再有提升。作为对比，作者使用图 7-27e 方式进行模型优化，手动设置 3 个维度的模型缩放参数，实验表明复合扩展方式取得比任一单维度扩展更好的结果，表明复合扩展能够进一步优化网络的性能。

EfficientNet 的核心模块为移动翻转瓶颈卷积（MBConv）模块，该模块借用了 2017 年最后一届 ILSVRC 竞赛获得冠军的 SE-Net 的注意力思想，通过压缩与激发操作，生成具有全局感受野的 1×1 卷积层来为特征通道赋予权值。图 7-28 是扩展 6 倍、卷积核 5×5、步长为 2 的 MBConv 图例。

EfficientNet 共有 8 个版本，区别是输入大小和 3 个维度的缩放参数有所不同，由于硬件限制，我们选择参数量最小的 EfficientNet-B0 作为分类网络。EfficientNet-B0 的结构为：16 个 MBConv 模块、2 个卷积层、1 个全局池化层及最后的全连接分类层。完整结构见图 7-29。

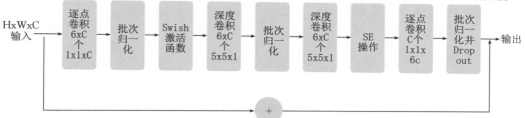

图 7-28 MBConv 结构示意图

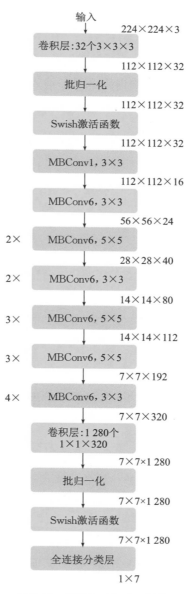

图 7-29 EfficientNet-B0 结构

二、眼底多病种分类模型训练

(一)眼底多病种数据集

本次眼底疾病分类数据集来源于本地 3 家医院,分别是南京明基医院、江苏省人民医院以及江苏省省级机关医院,共获得约 6.5 万张眼底图像,从中挑选出本节所需图片,其中健康眼底图像 19 058 张,高度近视 8 305 张,黄斑病变 1 144 张,视网膜静脉阻塞 329 张,青光眼 1 045 张,糖尿病视网膜病变 1 778 张,其他眼底疾病 4 703 张,共计 7 类 36 362 张眼底图像,训练集、验证集、测试集的比例为 8∶1∶1。所有图像均已脱敏处理。所有图像均经过预处理,预处理方法同上一节的预处理方法,但并未进行扩展,预处理后图像大小为 224×224 像素,同 EfficientNet-B0 的输入大小。

(二)眼底多病种分类模型训练策略

我们使用 EfficientNet-B0 进行网络训练,网络输入大小为 224×224,Batch 大小为 32,随机失活概率为 0.2,最后分类层采用 Softmax 作为输出。初步实验中采用的优化器为 SGDM,以验证集准确率作为模型的评价指标。对于学习率的选择,使用了 Smith L. N. 所述的方法进行学习率的搜索。搜索结果见图 7-30。

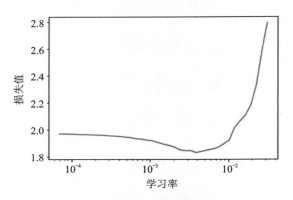

图 7-30　学习率搜索曲线

根据该曲线可见当学习率处于 0.005 时单次训练的损失值能达到最小,进行训练的效率也将更高,因此使用此学习率作为基准模型的学习率。为了提高收敛速度,后期实验优化器选择 Adam,学习率设置为 0.000 5,权重衰减因子为 0.000 1,学习率优化策略采用学习率预热(Gradual Warmup)+余弦退火(CosineAnnealingLR)。

Warmup 是于 ResNet 论文中提出的一种学习率预热方法,具体做法是在训练阶段前几轮使用一个较小的学习率,经过一定轮次的训练之后改为预设的学习率进行训练,这样做可以保证模型前期训练的稳定性,提高模型的收敛速度。但从一个较小的学习率阶跃为预设的较大学习率会导致训练误差突然增大,为此,Gradual Warmup 使用一个线性函数以约束学习率每次增大固定值,避免了训练误差突然增大的问题。CosineAnnealingLR 使学习率以余弦函数变化,其定义如下:

$$new_{lr} = eta_{\min} + (initial_{lr} - eta_{\min}) \times \left[1 + \cos\left(\frac{epoch}{T_{\max}}\pi\right)\right] \qquad (7\text{-}4)$$

其中 $epoch$ 表示当前训练轮次，new_{lr} 表示新学习率，$initial_{lr}$ 表示初始学习率，$eta_{\min}$ 表示最小学习率，$T_{\max}$ 表示余弦函数周期的 $1/2$。学习率预热参数设置 multiplier 为 1，total epoch 为 5，余弦退火参数设置 epoch 为 50，其余则为默认参数。学习率变化见图 7-31。

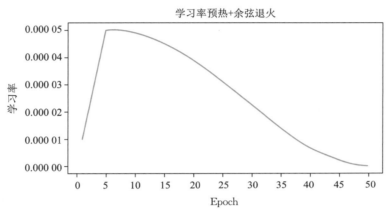

图 7-31　学习率变化图

损失函数采用 Focal Loss，主要是为了解决正负样本比例严重失衡的问题。该损失函数降低了大量简单负样本在训练中所占的权重，使得模型在训练时更专注于难分类的样本，公式定义如下：

$$FL(p_t) = -(1 - p_t)^{\gamma} \cdot \log(p_t) \qquad (7\text{-}5)$$

其中 p_t 是模型的预测概率，γ 是聚焦参数，$(1 - p_t)^{\gamma}$ 代表权重调整因子。

此外，采用 mixup 方法提升模型性能。这是一种对图像进行混合增强的算法，将不同图像进行混合，从而扩充训练数据集，mixup 主要增强了训练样本之间的线性表达，增强网络的泛化能力。其定义如下：

$$\hat{x} = \lambda \cdot x_i + (1 - \lambda) \cdot x_j \qquad (7\text{-}6)$$

$$\hat{y} = \lambda \cdot y_i + (1 - \lambda) \cdot y_j \qquad (7\text{-}7)$$

其中，x_i 和 x_j 代表图像数据，$\hat{x}$ 代表新的图像，同理，y_i 和 y_j 代表标签数据，$\hat{y}$ 代表新的标签。

在回归问题或分类问题中，损失函数用于衡量模型得出的预测值和真实值的差距，得出的差异又称为"惩罚"。对于使用神经网络的回归模型，最常用的损失函数为均方误差（MSE），见公式（7-8）。其中 y_i 为第 i 个数据的真实值，y'_i 为第 i 个数据的预测值，n 为总数据个数。

$$L(y, y') = \frac{\sum_i (y_i - y'_i)^2}{n} \qquad (7\text{-}8)$$

而对于分类模型，由于最终的输出结果为每个类别的预测概率，因此一般输出层采用 Sigmoid 函数（用于二分类）或 softmax 函数（用于多分类），损失函数使用交叉熵的结合方法。Sigmoid 函数与 softmax 函数最终的输出结果都为［0，1］之间的值，可用于表示分类的概率。交叉熵损失函数与信息论里的熵类似，定义如下。

$$L(y, y') = -\sum_i y_i \log(y'_i) \tag{7-9}$$

预测值越接近真实值，交叉熵损失函数越小。由于它的普遍性，我们已经将其运用在基准模型当中。然而使用 one-hot 编码（即指将类别改写为二进制数组，如二分类模型中属于第二类的样本标签为［0，1］）后使用交叉熵函数有一个弊端，就是在训练时会使网络过于相信训练样本，导致鲁棒性差。若人为地减少样本标签正确值的概率，提高错误值的概率（如将上述例子中标签改为［0.1，0.9］），可有助于建模，进一步提高预测能力，避免极端情况的发生。该方法称为标签平滑技术，在许多分类模型中它的表现都比原标签更出色。在眼底多病种分类模型训练中我们也将其作为训练的策略之一。

三、眼底多病种分类模型评估

（一）评价指标

1. 平均分类准确率

我们使用平均分类准确率来评估眼底多病种分类模型的性能。眼底图像数据集被划分为 7 类，分别统计各类的分类准确率 $Class\_ACC$，即各类眼底图像中被正确分类的图像数占该类图像总数的比例，再根据每一类的分类正确数计算总体分类准确率 ACC，公式如下：

$$Class\_ACC = \frac{corr_i}{Class_i} \tag{7-10}$$

$$ACC = \frac{\sum_{i=0}^{6} corr_i}{\sum_{i=0}^{6} Class_i} \tag{7-11}$$

其中 $Class_i$ 代表第 i 类的数量，$corr_i$ 代表第 i 类被分类正确的数量。

2. Kappa 值

Kappa 值计算基于混淆矩阵，用于衡量分类模型的性能，值域在［−1，1］之间，一般 Kappa 值大于 0。其定义如下：

$$Kappa = \frac{p_o - p_e}{1 - p_e} \tag{7-12}$$

$$p_o = \frac{\sum_i w_{i,i}}{\sum_{i,j} w_{i,j}} \tag{7-13}$$

$$p_e = \frac{\sum_i (\sum_j w_{i,j} \cdot \sum_j w_{j,i})}{(\sum_{i,j} w_{i,j})^2} \tag{7-14}$$

其中，p_o代表混淆矩阵对角线元素之和与整个矩阵元素之和的比例，p_e代表所有类别的真实与预测数量之积总和与整个矩阵元素之和的平方的比例，w代表分类混淆矩阵。混淆矩阵是一种特定的矩阵，用来呈现算法性能的可视化效果，混淆矩阵中的元素$w_{i,j}$代表真实标签和预测标签分别为i，j的图像个数，类别总数为 7，i，$j \in$ [0，6]。

（二）分类效果评估

我们使用 EfficientNet-B0 网络对常见眼底疾病进行分类，第 0 类代表健康眼底，第 1 类代表高度近视，第 2 类代表年龄相关性黄斑病变，第 3 类代表视网膜静脉阻塞，第 4 类代表青光眼，第 5 类代表糖尿病视网膜病变，第 6 类代表其他眼底疾病。我们分别以单模型和集成模型的方法训练网络，分类结果如表 7-4 所示。考虑到部分病种训练数据较少，直接进行多分类训练会导致模型分类性能欠缺，因此，我们考虑使用集成模型的方法将多分类任务拆成权重加权的两个分类任务，分别是区分健康图像与患病图像的二分类任务和区分多种患病情况的六分类任务，记二分类任务为 A，六分类任务为 B，权重加权规则给出如下：

$$new_7 = A_{2,0} + A_{2,1} \cdot B_6 \tag{7-15}$$

其中 $A_{2,0}$ 代表二分类任务第一类的概率，$A_{2,1}$ 代表二分类任务第二类的概率，B_6 为六分类任务结果向量，new_7 为权重加权之后的七分类结果向量。从表 7-4 可以看出，集成模型的分类准确率和 Kappa 值均要优于单模型的结果，其次从各病种的分类准确率来看，集成模型的健康图像分类准确率明显高于单模型，这是因为轻微症状的高度近视、青光眼和其他病种图像与健康图像非常相似，仅在视盘区域有轻微区别。在青光眼的诊断上，单模型的效果优于集成模型。单模型的多分类是将青光眼与健康眼底图像一起训练，模型学习到了二者在视盘亮度以及视杯上的区别，而集成模型由于训练样本中健康图像占多数，模型会倾向于把图像判断为健康图像，因此在加权时会影响青光眼的准确率。图 7-32 是不同模型的混淆矩阵。可以看出集成模型的分类准确率要高于单模型，但其他病种的分类准确率不够理想，原因可能是在加权时减小了其他病种的概率值，与健康图像产生混淆。

表 7-4　各病种分类准确率

方法	第 0 类	第 1 类	第 2 类	第 3 类	第 4 类	第 5 类	第 6 类	ACC	Kappa
单模型	0.828	0.676	0.798	0.875	0.894	0.847	0.617	0.768	0.653
集成模型	0.954	0.720	0.886	0.969	0.798	0.836	0.640	0.847	0.761

（三）部署性能评估

最后我们对算法部署的不同方式进行简单性能比较与分析。首先是单进程方式，每发起一次诊断请求，AI 算法模块需要模型加载、完成预测，返回结果。考虑到实际

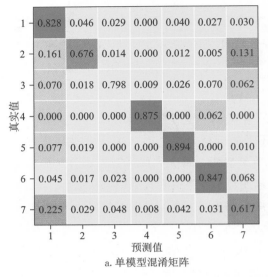

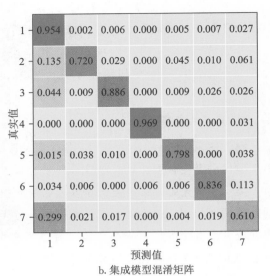

| a.单模型混淆矩阵 | b.集成模型混淆矩阵 |

图 7-32　不同模型的混淆矩阵

应用场景下，单进程方式比较耗时，时间主要耗费在模型加载上，因此，我们采用多进程方式，将模型加载模块与模型预测模块分离，分别从属于一个进程，将模型加载进程设置为守护进程，使其在后台运行，实时监听 Redis 消息队列。不同部署方式性能比较如表 7-5 所示。

表 7-5　不同部署方式性能比较

请求次数	单进程时间（s）			多进程时间（s）		
	模型加载	算法预测	总时间	模型加载	算法预测	总时间
1	24.37	2.77	27.14	24.45	2.78	27.23
2	52.90	5.46	57.36	24.45	2.82	27.27
3	88.29	9.45	97.74	24.43	2.86	27.29
4	130.49	14.77	145.26	24.47	2.94	27.41
5	181.39	21.77	203.16	24.45	3.03	27.48

单进程方式每请求一次，模型需要加载一次，这是十分耗时的，随着请求次数增加，模型加载时间和算法预测时间大致呈线性增长趋势。多进程方式仅加载一次模型，可以进行多次预测，节省了多次模型加载的时间。多进程方式的压力测试结果如表 7-6 所示。在小的访问量下，模型加载时间占比较大，因此，我们可以预先加载模型以节省时间，此时时间主要为算法预测时间。

表 7-6　多进程方式的压力测试结果

请求次数	多进程时间（s）		
	模型加载	算法预测	总时间
1	24.42	2.82	27.24
10	24.33	3.24	27.57
100	24.42	7.58	32.00
1 000	24.46	50.97	75.43
10 000	24.38	492.72	517.10

上述是在本地客户端环境下的简单测试，不包含网络 IO 等开销，每次测试模拟真实环境下一张图片的实际用例。

第五节　多病种诊断结果展示

AI 算法模块返回字典形式的预测结果后，结果展示平台提取每个病种患病的概率，以及对结果的描述。将分析结果与原始图像一同以可视化的方式返回至网页中，方便用户调阅。下面分别以正常眼底图像与高度近视眼底图像为例。

当输入一张图 7-33 所示的正常眼底图像并得到返回结果后，返回各分类结果的可能性分别为：①正常，80％；②高度近视，3％；③黄斑病变，3％；④糖尿病视网膜病变，3％；⑤视网膜静脉阻塞，2％；⑥青光眼，6％；⑦其他疾病，3％。因此系统诊断其为正常眼底，返回报告："系统检测为健康图像，未患有糖尿病视网膜病变、视网膜静脉阻塞、高度近视和青光眼！"可视化界面见图 7-34。

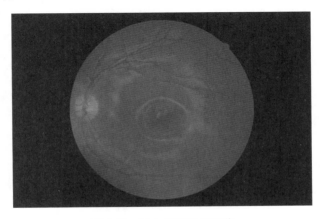

图 7-33　输入正常眼底图像

影像信息

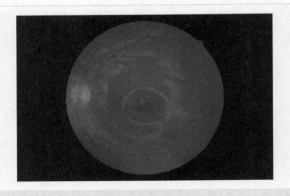

AI诊断信息

OS（左眼）

系统检测为健康图像，未患有糖尿病性视网膜病变、静脉阻塞、高度近视和青光眼！

OS（左眼）

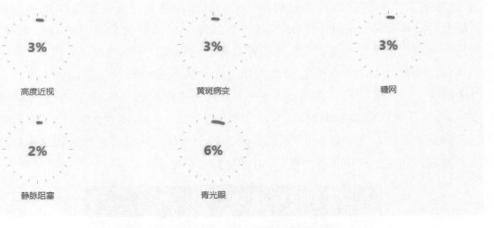

图 7-34　结果展示平台输出正常眼底图像结果

当输入一张如图 7-35 所示的患有高度近视眼底图像并得到返回结果后，返回各分类结果的可能性分别为：①正常，3％；②高度近视，85％；③黄斑病变，2％；④糖尿病视网膜病变，2％；⑤视网膜静脉阻塞，2％；⑥青光眼，2％；⑦其他疾病，5％。因此系统诊断其为正常眼底，返回报告为"眼底检测到明显病灶：视盘周围脉络膜萎缩弧、豹纹状眼底，提示高度近视的患病风险非常高，建议及时进行确认及治疗。"可视化界面如图 7-36 所示。

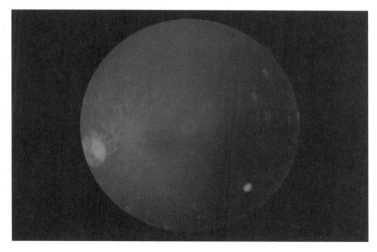

图 7-35　输入高度近视眼底图像

本模型可以就患者的眼底健康状况进行分类判别。先在眼底图像中检测出视盘和黄斑，并通过检测框将该部位图像截出来，搭建针对某部位的分类模型，单独对这些部位进行病种分类，难点是需要对数据集中的样本逐个进行标注，工作量大。但在平台的进一步升级优化时增加该环节是必不可少的，该环节有助于医生对模型的评估以及对病灶部位的观察，在现实生活中具有极高的应用价值。

本章通过分析眼底多病种分类的医疗诊断资源不足的现实，寻求搭建基于眼底彩照的人工智能诊断云平台来弥补当前的资源不足。所以本章的目的是搭建一个用于自动化分类多种眼底病种的云平台，证明该方法的可行性。

眼底疾病诊断云平台包括前端服务器、后端数据库以及核心 AI 算法模块。首先搭建一个可以与前端进行交互的基于 Flask 的网络框架，确保数据传输的稳定性与安全性。接着设计了一种 AI 算法模块包括 HTTP 解析模块、图片下载模块和算法预测模块，算法预测模块又包含质量评估模块以及眼底多病种分类模块。质量评估模块使用分类网络和目标检测技术分别设计了一个质量评估模型，提供了设计的多种思路。眼底多病种分类模块设计了基于 EfficientNet 的加权集成模型，通过优化学习率迭代方法、图像混合、集成模型等方法提高模型分类准确率，并使用多进程方式搭载在网络框架中。最终将算法模型部署至云服务器，提供在线眼底疾病诊断服务，同时，生成诊疗报告供医生和患者查看，建立和共享电子健康档案，实现快捷的远程转诊和会诊。眼疾病筛查系统可以在不用医生干预的情况下，自动对患者眼底图像进行客观判断和分析并给出诊断意见和建议，具有高效、易于推广等优点，能够有效地辅助眼科医生进行病情诊断。

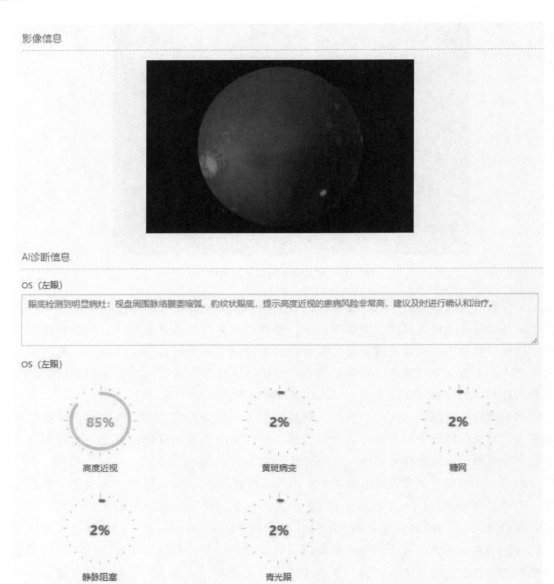

图 7-36　结果展示平台输出高度近视眼底图像结果

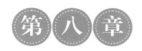

第八章 眼底病人工智能应用现状和展望

第一节 糖尿病眼底病人工智能应用现状和展望

一、糖尿病眼底病管理面临的问题与挑战

糖尿病正在成为一种全球流行病，全世界受影响的人数从 1980 年的 1.08 亿人增加到 2017 年的 4.25 亿人，到 2045 年这个数字甚至有可能达到 6.29 亿。糖尿病眼底病是由慢性高血糖引起的视网膜毛细血管损伤，是糖尿病最常见的微血管并发症，主要包括糖尿病视网膜病变（DR）和糖尿病性黄斑水肿（DME），其中 DR 是最重要的糖尿病眼底病，按病情严重程度分为两大阶段：非增生性糖尿病视网膜病变（NPDR）和增生性糖尿病视网膜病变（PDR）。一项 Meta 分析发现，20～79 岁糖尿病患者 DR、PDR 和 DME 的患病率分别达到 35%、7.2% 和 7.5%。随着糖尿病的流行和糖尿病患者寿命的延长，糖尿病眼底病的患病率逐年提升，有研究发现约 80% 的 2 型糖尿病患者在患病 10 年后受到糖尿病眼底病的影响。DR 将成为许多国家成年人视力丧失的主要原因，2015 年有 260 万人因 DR 而视力受损。

DR 的发病是多因素的，主要原因可能是慢性毛细血管无灌注和视网膜缺血。从临床上看，发生这些病理改变的主要驱动因素是糖尿病患者血糖水平失控，此外，糖尿病患者的血压失控和血脂成分异常也起着重要作用。因此糖尿病患者的规范化管理尤为重要。据 2020 年中国糖尿病患病率流行病学调查显示，中国 20～70 周岁糖尿病患者人数高达 1 亿 2 000 万。面对庞大的糖尿病患者人数，患者的管理也存在着很大的可提升空间。传统的糖尿病管理存在公众知晓率低、技术手段单薄、管理人员匮乏、管理手段低效等弊端，迫切需要借助更多力量、更多高效技术手段、更规范化的糖尿病管理模式来改善这一现状。

DR 的早期诊断、早期治疗可显著减少糖尿病患者失明的风险，但部分糖尿病患者患 DR 或 DME 的早期可能无症状，因此必须重视且积极开展 DR 筛查并及时管理。在发达国家已经建立了糖尿病视网膜病变筛查计划，旨在对 DR 进行早期诊断、监测和及时治疗。此类计划主要基于经过专门培训的技术人员对眼底照片的分析，通常是通过远程医疗。但目前的 DR 筛查计划需要手动对 DR 进行分级，诊断的准确性还有待提升。由于资源、基础设施和训练有素的眼科专业人员（包括眼科医生和验光师）的缺乏，社区对定期 DR 筛查的遵守率低，许多国家缺乏 DR 筛查计划或 DR 筛查计划不一致。

尽管来自流行病学研究的证据表明，随着治疗方法的改进和糖尿病管理的改善，高收入国家中威胁视力的 DR 患者率正在下降，但这种趋势被糖尿病患病率增加的趋势抵消，且没有在中低收入国家体现。我国《糖尿病视网膜病变防治专家共识》推荐内分泌科医生采用免散瞳眼底摄片筛查 DR，同时建议内分泌科医生和有经验的眼科医生共同阅片。根据《中国 2 型糖尿病防治指南》，所有的 2 型糖尿病患者及病程 5 年以上的 1 型糖尿病患者应 1～2 年行一次眼底摄片筛查，以便及早发现 DR 并进行干预。然而，我国注册眼科医生 4.48 万人，成年糖尿病患者人数却高达 1.298 亿人，DR 筛查面临眼科医生不足的困境。人工阅片具有耗时较长、主观性较强、对医生要求较高的特点。此外，眼底摄片不能完全替代全面的眼科检查，微动脉瘤等轻度病变仅通过眼底摄片难以辨别，部分 DME 患者即便进行散瞳眼底检查，仍无法有效筛查出来，加上部分糖尿病患者瞳孔过小和（或）患有白内障，免散瞳眼底照片的拍摄质量常不达标，导致 DR 筛查的效率不高、诊断治疗延误、人力物力的浪费等问题，给医疗保健系统带来巨大压力。

DR 和 DME 对糖尿病患者的生存质量造成了严重的威胁，同时也给社会带来了沉重的经济负担。目前虽有诸多治疗方法来防止糖尿病眼底病导致的视力丧失，如视网膜激光光凝、玻璃体切除手术、玻璃体内注射抗血管内皮生长因子（vascular endothelial growth factor，VEGF）制剂和皮质类固醇。但是，这些治疗方法的有效性取决于糖尿病眼底病的早期诊断和及时治疗。并且这些治疗的费用，尤其是多次玻璃体内注射，给患者家庭和社会带来了沉重的经济负担。

二、糖尿病眼底病人工智能应用现状

糖尿病眼底病的诊断、预防和治疗对医疗保健系统构成了巨大挑战。随着医疗信息互联互通、人工智能等高科技的融入，涌现出一批基于人工智能的糖尿病眼底病临床诊疗支持系统，通过人工智能系统，提升了诊疗能力，为糖尿病眼底病的预警、诊断和治疗提供了新的方向。

近年来，基于人工智能的技术，包括深度学习系统，在眼科越来越受欢迎，特别是在 DR 筛查方面。Google Health 的 Gulshan 等是第一个展示基于视网膜图像的自动化算法的研究团队，该算法的准确性非常高，用于检测需转诊的 DR（≥99％），其 DR 筛查的敏感性高达 87.0％～97.5％，特异性高达 90.3％～98.1％。此后，深度学习（DL）算法在不同人群的 DR 诊疗中被开发并验证。Decencière 等的研究显示 DR 智能诊断的敏感性与特异性分别为 96.8％、59.4％。Philip 等通过比较患病率，发现筛查 DR 的敏感性达到 86.2％，特异性为 76.8％。Ting 等开发了一个人工智能深度学习系统，用于识别除需转诊 DR 外的其他致盲眼病，如年龄相关性黄斑变性和青光眼，他们发现在 DR 筛查时，该系统对外部验证数据集中的准确率为 90％～98％，该系统对其他致盲眼病的准确率约为 94％。由 Abràmoff 等开发的 AI 系统 IDX-DR 可在无须临床医生的注释情况下检测成年糖尿病患者中轻度以上的 DR，已被美国食品药品监督管理局批准。最近，中山大学中山眼科中心何明光教授团队的研究通过使用 AI 作为 DR 的初筛手段，发现在大规模的 DR 筛查中，可在不遗漏需转诊 DR 病例的情况下，减少约

60%的图片分级工作量。

在 DR 筛查方面，我们通过采用深度学习算法对 DR 眼底图像进行分类，获得了具有较高敏感性及特异性的 DR 筛查智能诊断系统。我们对 DR 病变特征进行提取，并将提取到的局部信息嵌入生成对抗网络（GAN）模型，在 DR 眼底照片中标出相应的病变区域，使得机器学习和诊断时可以重点关注 DR 眼底照片中的标注区域。在这项研究中，我们共纳入糖尿病患者 186 例 372 眼，临床诊断及智能诊断 DR 的眼数分别为 330 眼及 334 眼，患病率为 88.7%、89.8%。DR 一致性分析结果显示，高度一致性为 309 眼，Kappa 值为 0.78，95% 置信区间为 0.67～0.89（83.1%），具有显著一致性。本次研究中我们采用合作单位自行研制的深度学习算法的智能筛查程序，发现 DR 的准确率为 0.73，敏感性为 82%，特异性为 91%。

基于彩色眼底照相的 AI 辅助诊断系统在 DR 筛查中展现了良好的敏感性和特异性。2019 年中国医药教育协会智能医学专委会智能眼科学组起草并通过了《基于眼底照相的糖尿病视网膜病变人工智能筛查系统应用指南》，对基于彩色眼底照相的 AI 辅助 DR 诊断平台的硬件参数、设备配置、数据采集及标准、数据库建立、AI 算法要求、AI 筛查报告内容格式、临床 AI 筛查随访方案制定了相关规范和建议。

基于眼底荧光血管造影的智能诊断系统为 AI 在 DR 精准诊疗方面打下了坚实的基础。西南医科大学硕士研究生李知恩通过将糖尿病患者的眼底荧光血管造影图片与计算机深度学习技术及图像配准技术相结合，利用海量的标注过新生血管及黄斑水肿的眼底荧光血管造影图片对智能诊断系统进行学习训练，组建一套基于眼底荧光血管造影的 DR 新生血管及黄斑水肿的智能诊断系统。外部验证得出检测新生血管敏感性及特异性最高分别为 0.963 和 0.786，黄斑水肿敏感性及特异性最高分别为 0.823 和 0.857。

DR 筛查的另一个主要问题是检测 DME，但从二维眼底照片中捕捉到 DME 相对困难。可以使用 OCT 图像训练深度学习算法来检测 DME。Kermany 等首先将深度学习算法和迁移学习技术应用于检测 DME、脉络膜新生血管、玻璃膜疣和正常 2D OCT 图像，他们通过在 1 000 张二维 OCT 图像数据集中测试训练模型的性能，发现 2 个模型都具有了高性能（敏感性≥96%，特异性≥94%，AUC≥0.99）。AI 在自动分割 OCT 图像以诊断 DR 和 DME 方面也表现出色。在赞比亚进行的一项评估基于人工智能的深度学习性能的研究表明，该系统在检测需转诊的 DR、威胁视力的糖尿病视网膜病变（vision-threatening diabetic retinopathy，VTDR）和 DME 方面具有 97%～99% 的准确率。

三、糖尿病眼底病人工智能应用的前景和展望

基于深度学习的人工智能技术的快速发展使得眼科疾病的 AI 影像分析成为可能，近年来相关的基础研究和临床应用研究取得了令人瞩目的进步。利用彩色眼底照片、眼底荧光血管造影图片以及 OCT 图像等信息，AI 可对糖尿病眼底病进行自动分析和辅助诊断。目前，相较于其他眼科疾病，AI 在 DR 辅助诊断中的应用研究进展更快，技术逐渐成熟。AI 辅助诊断速度快、准确率高，特别是在我国糖尿病患者群体庞大、

糖尿病眼底病患者随访困难和基层眼科专业人才匮乏的大环境下，可节省医务人员的劳动力资源，在 DR 辅助筛查和分级应用方面展现出很大的潜力。同时，人工智能可为经验不足的临床医生提供辅助评价建议，提高影像判读的准确性。

AI 是近年来发展的一种基于深度学习的智能系统，该研究领域涉及多学科知识和技术的深度融合，需要多学科技术资源的配合和共享，目前仍然存在数据标准化、临床验证不足及产品待落地等问题。我们需要对不断变化的医学知识格局保持警惕，开展基于人工智能技术、医疗健康智能设备的移动医疗示范，实现个人健康实时监测与评估、疾病预警、DR 筛查、主动干预，使医疗服务走向真正意义上的智能化，这将为糖尿病眼底病患者提供更安全、更便捷、更优质的管理服务。

AI 辅助的糖尿病眼底病研究机遇与挑战并存，随着研究的逐渐深入和相关交叉学科研究者的共同努力，应进一步加强糖尿病眼底病人工智能筛查、诊断研究，完善系统模型构建，以期更全面评估糖尿病眼底病，推动我国糖尿病眼底病防盲工作开展和普及，使 AI 辅助诊断糖尿病眼底病的研究在眼科临床实践上取得更大的进步。

第二节　年龄相关性黄斑变性人工智能应用现状和展望

一、年龄相关性黄斑变性管理面临的问题与挑战

年龄相关性黄斑变性（AMD）是一种发生于视网膜黄斑区的不可逆性退行性疾病，影响 55 岁以上的人，是致盲的主要原因。随着许多国家的人口老龄化及人均寿命的延长，超过 20% 的人可能患有这种疾病。AMD 早期症状不明显，易被忽略。病程晚期，视网膜色素上皮萎缩造成的地图样变性，或者脉络膜新生血管生成造成的出血和渗漏，导致中心视力的逐渐丧失，进而引起严重和持续的视力障碍甚至失明，严重影响患者的生活质量，阻碍受影响个体的功能独立，给个人和世界卫生保健系统带来沉重负担。在全球范围内，AMD 患者人数预计将从 2020 年的 1.96 亿人增加到 2040 年的 2.88 亿人。据估计，到 2050 年，患有 AMD 的亚洲人将超过世界其他地区 AMD 患者的总和。

根据临床及病理表现，AMD 可分为萎缩型和渗出型两种类型。其中萎缩型 AMD 发病率较高，可占 AMD 患病总数的 85%～90%，萎缩型 AMD 因发病机制不明，目前尚无有效治疗方法。有研究发现，补充抗氧化剂可延缓萎缩型 AMD 病情发展，但不能治愈，也无法恢复已丧失的视力。渗出型 AMD 一旦出现新生血管，可出现出血和渗漏，导致视力明显减退甚至丧失。虽然抗氧化、激光、光动力疗法、中药以及注射抗 VEGF 药物等多种治疗方法对渗出型 AMD 有一定疗效。但是在治疗中，尤其是抗 VEGF 药物玻璃体内注射这一治疗中，医院和患者都难以承担频繁的随访复诊、庞杂的患者咨询和精准的治疗决策带来的人力物力资源消耗。加上治疗过程中的无反应、长期用药后的维持和用药后的耐受、不良反应以及用药的经济效益，都制约着渗出型 AMD 的治疗效果和预后。

在老龄化席卷全球的当下，临床医生对 AMD 的早期筛查和干预意义重大。早期发现、早期诊断、早期治疗是预防 AMD 致盲的关键。要做到 AMD 的早诊早治，不但需要依赖医生的专业水平，还需要精准有效的检测设备辅助诊断。眼科影像学检查在近年来取得了很大进展，目前已广泛应用于 AMD 的临床诊断。但我国基层眼科面临着医生资源短缺、社区卫生服务能力不足和医疗信息技术水平不够的挑战。

AMD 病情复杂，病程周期长，治疗棘手，且临床实践困难重重，虽有如《年龄相关性黄斑变性治疗药物临床研究技术指导原则》等治疗指南给临床医生提供参考，新型的治疗措施已经在试验中，但临床医生能否根据每一位患者的具体病情、治疗意愿、经济实力等实际情况提供个性化治疗方案，还有很长的一段路要走。

二、年龄相关性黄斑变性人工智能应用现状

随着全球患 AMD 人数的不断增加，对 AMD 的筛查和诊断工作是眼科医生的巨大挑战。拥有一个可靠的人工智能方法帮助 AMD 筛查和诊断并及时针对性地采取干预措施具有重要意义。国外有不少研究团队将人工智能识别眼底图像用于 AMD 的诊断。Ting 等通过 38 189 例患者的 108 558 张眼底图像训练出一个较为成熟的 AMD 筛查模型，用于筛查可疑 AMD 患者的人群，敏感性达 93.2%，特异性达 88.7%，受试者操作特征曲线下面积（AUC）达 0.931，但这些眼底图像未进行黄斑区的标注。约翰霍普金斯大学的研究团队与其他几个研究团队则在 AREDS 眼底图像数据库（图像含有黄斑区的标注和分割）的基础上，训练深度卷积神经网络模型，准确率达 88.4%～91.6%，AUC 达 0.94～0.96，Kappa 值达 0.764～0.829。渗出型 AMD 的早发现对保护视力至关重要。在何明光教授等研究团队的一项研究中，深度学习算法模型筛查发现渗出型 AMD 的 AUC 可达到 0.967～0.995，敏感性为 96.7%～100%，特异性为93.4%～96.4%，其中超过 60% 的假阳性病例显示其他黄斑病变，在假阴性病例（仅限内部验证数据集）中，超过一半（57.2%）被证明未检测到视网膜神经感觉层或视网膜色素上皮层脱离，这显示了该模型检测渗出型 AMD 的强大性能。

光学相干断层扫描（OCT）已广泛用于多种眼科疾病诊断的辅助检查。Kermany 等将患者的 OCT 结果作为输入值，在 AMD 的筛查和诊断中得到比眼底彩照作为输入值更准确的结果，并且成本更低。Motozawa 等进行的一项横断面观察性临床研究，构建了卷积神经网络模型，以 100% 的敏感性、91.8% 的特异性和 99.0% 的准确率对 AMD 和正常 OCT 图像进行分类，并在不使用分割算法的情况下利用迁移学习区分有无渗出性变化的 AMD，敏感性为 98.4%，特异性为 88.3%，准确率为 93.9%。

AMD 是一种高度复杂的疾病，个体间的治疗需求存在很大差异，这表明最佳治疗应该针对个体量身定制。使用精密医疗器械——光谱域光学相干断层扫描（SD-OCT）可对眼底疾病患者视网膜的病理形态特征进行定性和定量观察，在主动监测、治疗决策和患者随访中必不可少。治疗新生血管性 AMD 最常用的个体化治疗方案按需给药（pro re nata，PRN）和治疗与延展给药都依赖于持续的 OCT 检查为疾病监测和治疗决策提供的有用信息。Hrvoje Bogunovi 等提出并评估了一种机器学习算法，可根据治

疗开始期间进行的 OCT 扫描预测抗 VEGF 治疗需求，他们的研究发现在 317 名受试者中，在第 3 个月至第 23 个月的 PRN 维持阶段 71 名患者表现出低注射需求（≤5 次），70 名患者表现出高注射需求（≥16 次），低注射需求和高注射需求亚组的分类 AUC 分别为 0.7 和 0.77。这项初步研究的结果是在新生血管性 AMD 管理中朝着图像引导预测治疗间隔迈出的重要一步。

玻璃体内注射抗 VEGF 制剂是目前治疗新生血管性 AMD 的标准治疗方法。在临床试验中，接受抗 VEGF 治疗的患者在治疗 1 年时的最佳矫正视力（best-corrected visual acuity，BCVA）比基线平均提高了 1~2 行。然而基于患者的个体差异和疾病的复杂性，在真实世界中 AMD 患者治疗后的 BCVA 难以预测。人工智能在预测 AMD 治疗后 BCVA 的临床研究中也展现出巨大的潜力。Ursula Schmidt-Erfurth 等利用新生血管性 AMD 患者初始阶段的结构和功能评估，构建机器学习模型，预测其接受标准化雷珠单抗治疗的 BCVA 结果。这项研究表明，接受标准化雷珠单抗治疗的基线 BCVA 与基线 SD-OCT 适度相关，而 BCVA 的预测结果由初始阶段的 BCVA 水平决定。

三、年龄相关性黄斑变性人工智能应用的前景和展望

随着现代具有诊断意义的设备以及影像学的发展，关于 AMD 早期诊断和患者管理也有了可以使用的新数据源。人工智能有助于提高 AMD 疾病检测和病情监测的敏感性和特异性，增加临床做出决策过程中的客观性，显著增强了计算机辅助诊断成像的能力，为充满挑战而任重道远的 AMD 治疗研究带来了一线曙光。人工智能与临床的日益融合将会给大范围的 AMD 筛查带来便捷，能够更加完善疾病的一级预防，给更多的患者带来希望，不仅能缓解医疗机构的压力，而且将会解决临床资源分配不足的问题，并且能以更高的准确率和更好的敏感性预测 AMD，增加临床诊断的客观性，无疲劳操作，可以帮助临床更好地优化改进现有的治疗方案、探索新的治疗策略。

虽然国内外学者在此领域中开展了一些研究工作，并取得了阶段性的成果，但仍需进一步深入研究。随着更多的图像数据生成，扩展的人工智能技术可用于 AMD 或其他黄斑病变的深入研究，并可作为临床决策的有力支持。希望未来能够建立更加系统的预测模型，通过自动检测隐藏图像信息预测不同疾病的治疗进展和成功概率，纳入更多的评估因素，进行多模态分析，并进入临床转化。

第三节　高度近视人工智能应用现状和展望

一、高度近视管理面临的问题与挑战

预计到 2050 年，全球约有 50％的人口患近视。中国近视人口截至 2020 年已超过 6 亿。近视可造成人们工作和生活的诸多不便，近视的过早发生以及错误的治疗导致近视快速发展。高度近视的患者随年龄增长，眼球前后径会逐渐变长，可出现漆裂纹、黄斑病变、脉络膜萎缩、视网膜裂孔、视网膜脱离等病理改变，有永久性视力损伤甚

至失明的风险。

　　当前，我国青少年近视的患病率有逐年上升趋势，近视已成为未来影响我国国民素质的严重问题，全面科学开展近视防控工作迫在眉睫，有效控制青少年近视发展已成为当今社会的重要任务，降低青少年近视患病率、减缓近视进展、防止其发展为高度近视和防止致盲并发症的发生，对我国防盲、治盲均具有重要意义。我国有大量近视患者。需要专业的眼科医生识别高度近视，及时干预、防治致盲并发症。然而，与近视发展现状形成鲜明对比的是，我国眼科医生的数量远远不够，专业的眼科医疗单位区域分布不平衡，近视防控体系不健全，无法实现及时有效的高度近视识别。

　　对于高度近视患者，定期的眼底检查具有非常重要的意义，但真正能够到医院进行眼底常规检查的人不多，且医疗资源不平衡，基层医院眼底照相等眼底检查设备通常不完善，人工散瞳眼底检查耗时较长，主观性强，而视网膜图像背景相对复杂，各种视网膜病变容易相互影响，如年龄及视盘病变等，以及初级眼保健医生和基层眼科医生相对缺乏。这些都是制约高度近视并发症防治的因素。

二、高度近视人工智能应用现状

　　高度近视作为致盲眼病，不能忽略眼底的影像检测。东京医科牙科大学眼科视觉科学系的 Kyoko Ohno-Matsui 教授认为高度近视分单纯性高度近视与病理性高度近视两种，两者都有眼轴延长，区别在于前者为规则椭圆，后者为不规则椭圆，而且后者有视网膜脉络膜的变化。2015 年，关于病理性高度近视的荟萃分析提出了一种近视性黄斑病变分类系统，包括：无眼底病变、豹纹状眼底、弥漫性萎缩、斑片状萎缩和黄斑萎缩，另有 3 个附加特征即漆裂纹、Fuchs 斑和脉络膜新生血管，这三个附加特征的发展与 0～4 级近视眼底病变的进展是独立的。在该分类系统中眼底病变≥2 级或具有至少一个附加特征可诊断为病理性近视。

　　作者所在研究团队针对高度近视眼底图像提出一种智能辅助诊断技术，根据病理性高度近视的荟萃分析提出的近视性黄斑病变分类体系进行深度学习自动分级诊断。两种深度学习高度近视自动分级诊断系统能够自动进行高度近视眼底彩照的分级评价，有较高的临床分级诊断效率和特异性，与眼科专家的诊断一致性最高达 93.31%（VGG16 数据模型）和 95.93%（ResNet50 数据模型）。本研究中，VGG16 高度近视自动分级诊断模型在病理性高度近视 C2～C4 级诊断中敏感性为 89.72%、特异性为86.16%，准确率为 72.32%；ResNet50 高度近视自动分级诊断模型在病理性高度近视C2～C4 级诊断中敏感性为 90.11%、特异性达到 91.24%，准确率达到 80.57%。同时，一致性分析结果显示两种深度学习模型对病理性高度近视眼底图像（C2～C4 级）的分辨与专家标注的结果高度一致（VGG16 模型 Kappa 值 87.18%；ResNet50 模型Kappa 值 90.91%），说明采用深度学习模型进行病理性高度近视的识别准确率较高，可以很好地辅助病理性高度近视筛查，既保证了准确率又极大提高了高度近视眼底图像解析的工作效率。

　　目前国外也有科研团队从事高度近视眼底图像分类方面工作。关于人工智能辅助高度近视眼底图像的解析，Ruben Hemelingsae 等应用卷积神经网络（CNN）建立高度近视深度学习模型，对高度近视相关病变自动分割和分级，AUC 可以达到 0.986 7。Kyoko Ohno-Matsui 等通过深度学习算法诊断眼底照相中不同类型近视黄斑病变，总正确预测率为 87.53%，正确检出高度近视的总百分比为 92.08%。

高度近视患者黄斑区 OCT 检查可为疾病进展的监测和治疗方案的选择提供依据。中山眼科中心的林浩添教授团队使用 OCT 黄斑图像开发 CNN 模型，以识别高度近视患者的视力威胁状况，取得了可与视网膜专家相媲美的高敏感性和高特异性（均＞90%），AUC 达到 96.1%～99.9%，可用于大规模高度近视筛查和患者随访。有学者提出了一种顺序分割方法，使用 U-Net 的变体构建模型，对 40 名高度近视患者脉络膜 OCT 扫描结果进行体积分割，精确度可以达到 0.92，准确率可达到 99.34%，AUC 可达到 0.992 7。

三、高度近视人工智能应用的前景和展望

人工智能技术能够识别、定位和量化几乎所有黄斑和视网膜疾病的病理特征，这为眼科医生给予高质量的诊断或治疗方法提供了技术支持，为实现个性化近视防控以及大规模眼底疾病管理提供了可能。计算机辅助医疗在筛查、疾病诊断分级、自动检测疾病的活动性、评估复发、量化治疗效果以及为新型治疗方法确定相关靶点并提供指导等方面具有巨大潜力。高效精准的计算机辅助医疗能在一定程度上缓解医疗资源分布不均匀的局面，医学图像处理与识别是人工智能进入医疗行业并设计适合医生的智能辅助诊断系统的一个良好的切入点。未来医疗一定是人工智能＋医疗的局面，但这需要大量人工智能专家和专业医生的通力合作。

尽管目前的人工智能应用于高度近视管理还处于起步阶段，存在一些局限和不足，但人工智能对于绝大多数眼底疾病可以达到较高的敏感性和特异性，适用于包括高度近视在内的眼底疾病的筛查工作，特别有利于眼镜店、基层医疗机构对高度近视的早期识别，弥补基层眼健康管理机构中专业眼科医生的严重不足。在不远的将来，人工智能可以为大规模的高度近视筛查、高度近视的早期干预、患者随访和并发症有效管理，提供可信、可及、可用的重要技术手段。

第四节　眼底病人工智能展望

回顾国内外眼底病人工智能辅助诊断的研究历史，分析其现状和水平，结合本团队的研究成果，我们可以对眼底病人工智能研究未来的一些发展趋势做如下推测和分析。

1. 糖尿病视网膜病变的人工智能辅助诊断研究成果广泛落地

2020 年 8 月，国家药品监督管理局经审查，批准了深圳硅基智能科技有限公司生产的创新产品《糖尿病视网膜病变眼底图像辅助诊断软件》注册，以及上海鹰瞳医疗

科技有限公司生产的创新产品《糖尿病视网膜病变眼底图像辅助诊断软件》注册。2021年6月，北京致远慧图科技有限公司的《糖尿病视网膜病变眼底图像辅助诊断软件》正式获批国家药品监督管理局医疗器械三类证。上述产品均采用基于卷积神经网络的自主设计网络结构，基于分类标注的眼底图像数据，对算法模型进行训练和验证。通过获取眼底照相机拍摄的患者眼底彩照，利用上述深度学习算法对图像进行计算、分析，得出对于糖尿病视网膜病变的辅助诊断建议，提供给具有相应资质的临床医生作为参考。

随着国家管理部门、医疗机构和社会公众对智能眼科成果的认可，国内DR的人工智能辅助诊断研究成果迟早会广泛落地应用，将成为基层眼科医生和眼健康机构的得力助手，不难发现其首先取得示范效应必定是在基层医疗单位。因为仅能提供单病种诊断的限制，其应用场景有限。

2. 基于眼底图像的AI辅助诊断系统研究是我国防盲治盲工作的发展趋势

DR、ROP、AMD等眼底疾病的诊断离不开眼底图像分析，基于眼底图像的AI辅助诊断系统研究是我国防盲治盲工作的发展趋势。利用人工智能技术进行眼底图像的辅助诊断可以大幅提高诊断效率，同时结果的客观性与一致性较好，为大规模筛查提供精准、高效的技术手段，辅助防盲治盲工作。

以DR智能辅助诊断为应用龙头，已经带动其他常见眼底病的人工智能研究和实践。眼底照相的检查便捷性、对检查者的无损性以及图像的标准性，必将带来眼底图像的大数据特性以及结构化数据转化的可操作性，从而注定会引起医学人工智能专家的广泛关注，成为眼底病AI辅助诊断系统的研究热点。在DR智能辅助诊断的成功应用之后，常见眼底病如年龄相关性黄斑变性、青光眼、高度近视等的人工智能辅助诊断系统研究会紧随其后取得突破，最终实现常见眼科多疾病的眼底影像智能诊断，成为临床医生的得力助手。

尽管眼底图像辅助诊断技术在很多眼底病种中取得了进展，但由于眼底病种类多、眼底病变复杂多样及眼底图像采集的差异性，相应的算法泛化能力低，难以适应多场景应用。随着眼底病人工智能诊断技术应用的发展，需要加强眼科知识和人工智能技术的融合研究，优化整合利用，使之在合适的场景下发挥出最大的作用。

3. 近视防控中的眼底AI研究会成为未来研究的一个方向

我国儿童青少年总体近视发病形势严峻，2020年，我国儿童青少年总体近视率为52.7%，总体近视率较2019年（50.2%）上升了2.5个百分点。2020年上半年受新冠肺炎疫情影响，儿童青少年线上学习时间加长，户外活动减少，近视防控面临挑战。为积极应对疫情影响，毫不松懈、务实真抓、务求实效推进儿童青少年近视防控工作，教育部等十五部门联合制定《儿童青少年近视防控光明行动工作方案（2021—2025年）》。

儿童青少年近视防控任务艰巨，已经成为关系健康中国的核心问题。近视一旦发生，则难以彻底治愈。近视会使眼轴增长，视网膜变薄。近视患者中约15%有视网膜裂孔、视网膜出血、视网膜脱离等并发症。如果不及时进行科学干预，中低度近视将进展为高度近视，最终致盲。针对此项亟待干预的儿童青少年公共卫生问题，需要建立一套完整、科学、智能的儿童青少年近视防控体系。人工智能技术在其中能够发挥巨大的作用。

智能近视防控领域的研究和应用会成为未来智能眼科的一个热点。智能近视防控相关的产品会涌现出来、进入市场，比如用眼习惯检测、屈光智能检测、大数据预测等方面的新产品，已经有企业取得了一些进展，正在接受市场的检验。视力健康档案的智能化、可穿戴设备在近视防控中会发挥重要作用，相关近视大数据可能会带来相关研究的突破。除此之外，以眼底为主要研究对象的近视发生和发展预测、近视风险预测也会受到越来越多的关注。

4. 眼底病人工智能研究百花齐放，可以成为智能医学研究的主力军

眼科是最早实现数字化影像的临床科室，具备实现智能化的基础和优势。眼底图像可由裂隙灯显微镜照相系统、眼底照相系统、眼部 B 型超声、OCT 及 FFA 等客观辅助检查设备获得。随着手机、互联网通信领域技术的进一步发展，移动终端获取图像便捷快速，图像质量不断提高，传输速度越来越快，拓展了眼科图像的来源。眼科诊断和治疗依靠大量标准的图像，具有数据量多、规范、适合图像处理等特点。基于上述优势，眼底病人工智能研究已经成为眼科人工智能研究的主力军，未来的研究百花齐放，成果不断。

5. 多方合作推进眼底病人工智能发展，眼科专家主导眼底病人工智能研究占比加重

眼科专家参与甚至主导眼底病人工智能研究的作用愈发重要。眼科医生如果理解了人工智能，就能准确地选择人工智能应用的场景，避免研究工作走弯路。

初期医学人工智能研究中眼科在内的医务人员深度参与不多，导致很多医学人工智能研究成果限于论文，不能贴合临床需要，无法在医学诊断中落地应用，对临床工作帮助甚小，无法引起广大临床医务工作者的关注和参与。近几年国内眼科专家主导的重大智能眼科研究越来越多，大大加速了智能眼科的研究和应用进展。

眼科学＋人工智能要求我们每一个眼科医生转变思想，根据自身的工作任务，提出个性化的需求，一点一滴地开始眼底病人工智能研究和应用。在国际竞争的大形势下，随着更多的眼科专家深度参与或主导眼底病人工智能研究，将提供更多的人工智能技术在眼科领域的应用场景，使未来的眼底病人工智能研究更加符合眼科临床客观和实际需求，能够解决眼科临床工作中眼底病的早期发现、早期诊断与早期干预的迫切问题，保障人民的眼健康。

6. 眼底病人工智能研究成果短期内主要以智能辅助诊断系统为主

眼科或者医学人工智能研究成果短期内主要以智能辅助诊断系统为主。目前 AI 在医疗领域的应用尚处于初步阶段、弱人工智能阶段，离广泛应用还有很长一段距离。尽管 AI 能够完成指定任务，在图像识别、语音识别等领域已得到卓越成绩，但是医疗场景极端复杂，疾病诊断考虑的依据众多，检查手段多样化，诊断思维也是千变万化。对于医生们而言，目前的智能技术是远远不够的，在医疗复杂场景中只能选择较为单一的场景，其作用更多是辅助诊断，比如担任医疗助手等。虽然眼底病人工智能研究已经取得了先机，但要想全面渗透，应用到治疗、手术等领域，路途还十分遥远。

7. 眼底病人工智能研究的两个主要系统方向互相促进

眼底病人工智能研究的两个主要系统方向：①注重适合眼科场景的人工智能技术研究；②以商业应用为主要目的的眼底病人工智能研究。未来的眼底病人工智能研究大多以上述两个方向为主导，互相促进，推进眼底病人工智能发展。高校、研究所等研究团队会以前者为主，智能眼科领域的企业则以后者为主。研究思路上从单一病种向多病种或全病种发展，从单一模态向多模态发展，提高人工智能成果在眼科的辅助作用。

8. 法律法规、医学伦理保障眼底病人工智能健康发展

2021 年 6 月 10 日，第十三届全国人民代表大会常务委员会第二十九次会议通过《中华人民共和国数据安全法》，自 2021 年 9 月 1 日起施行。《中华人民共和国数据安全法》是为了规范数据处理活动，保障数据安全，促进数据开发利用，保护个人、组织的合法权益，维护国家主权、安全和发展利益，制定的法律。法律法规为眼底病人工智能研究的数据管理提供了法律依据，有利于整个智能医学的发展。

同时，医学人工智能的发展越来越成熟，随之带来的伦理和道德问题也已成为社会讨论的焦点。比如人工智能的自动化对未来经济会造成什么影响，以及人类开发的智能系统需要遵循哪些伦理、道德、价值观等。不可忽视的是，眼底病人工智能发展的一些不确定性也会带来新挑战。人工智能是影响面广的颠覆性技术，可能带来改变眼科医疗结构、冲击法律与医学伦理、侵犯个人隐私等问题，将对医院管理、患者安全产生深远影响。在大力发展眼底病人工智能的同时，必须高度重视可能带来的安全风险挑战，加强前瞻预防与约束引导，充分规划眼底病人工智能研究和应用中的医学伦理问题，确保眼底病人工智能安全、可靠、可控并且健康发展。

参 考 文 献

[1] Ting D,Peng L,Varadarajan A V,et al. Deep learning in ophthalmology:the technical and clinical considerations[J]. Progress in Retinal and Eye Research,2019,9,72:100759.

[2] 张明,周思睿. 把握挑战和机遇:人工智能与眼科诊疗[J]. 中华眼底病杂志,2021,37(2):93-97.

[3] Lecun Y,Bengio Y,Hinton G. Deep learning[J]. Nature,2015,521(7553):436.

[4] Gulshan V,Peng L,Coram M,et al. Development and validation of a deep learning algorithm for detection of diabetic retinopathy in retinal fundus photographs [J]. JAMA, 2016, 316 (22): 2402-2410.

[5] Van der Heijden A A,Abramoff M D,Verbraak F,et al. Validation of automated screening for referable diabetic retinopathy with the IDx-DR device in the Hoorn Diabetes Care System[J]. Acta Ophthalmol,2018,96(1):63-68.

[6] Yao Z,Zhang Z,Xu L Q,et al. Generic features for fundus image quality evaluation [C]. IEEE International Conference on E-Health Networking,Applications and Services,2016:1-6.

[7] Saha S K,Fernando B,Cuadros J,et al. Deep learning for automated quality assessment of color fundus images in diabetic retinopathy screening[J].Journal of Digital Imaging,2017,31(10):15-19.

[8] Yu H,Agurto C,Barriga S,et al. Automated image quality evaluation of retinal fundus photographs in diabetic retinopathy screening[C]. 2012 IEEE Southwest Symposium on Image Snalysis and Interpretation,2012:125-128.

[9] Lee S C,Wang Y. Automatic retinal image quality assessment and enhancement[J]. International Society for Optics and Photonics,1999,3661:1581-1590.

[10] Lalonde M,Gagnon L,Boucher M C. Automatic visual quality assessment in optical fundus images [C]. Proceedings of Vision Interface,2001,259-264.

[11] Bartling H,Wanger P,Martin L. Automated quality evaluation of digital fundus photographs [J]. Acta Ophthalmologica,2009,87(6):643-647.

[12] Paulus J,Meier J,Bock R,et al. Automated quality assessment of retinal fundus photos [J]. International Journal of Computer Assisted Radiology and Surgery,2006,10(6):557-564.

[13] Mahapatra D,Roy P K,Sedai S,et al. Retinal image quality classification using saliency maps and CNNs [J]. Interacting with Computers,2016,10(4):385-399.

[14] Mahapatra D,Roy P K,Sedai S,et al. A CNN based neurobiology inspired approach for retinal image quality assessment [C]. International Conference of the IEEE Engineering in Medicine & Biology Society,2016:1304-1307.

[15] Tennakoon R,Mahapatra D,Roy P. Image quality classification for DR screening using convolutional neural networks[C]. 3th MICCAI Workshop on Ophthalmic Medical Image Analysis,2016:113-120.

[16] Sun J,Wan C,Jun C,et al. Retinal image quality classification using fine-tuned CNN[C]. International Workshop on Fetal and Infant Image Analysis International Workshop on Ophthalmic Med-

ical Image Analysis,2017.

[17] Li W,Abtahi F,Zhu Z,et al. EAC-Net:a region-based deep enhancing and cropping approach for facial action unit detection[C]. Conference on Computer Analysis of Images and Patterns,2017: 103-110.

[18] Yao Y,Zhang D B,Xiong L I,et al. Retinal image normalization based on background estimation and homomorphic filtering[J]. Computer Engineering,2012,38(14):187-189.

[19] Setiawan A W,Mengko T R,Santoso O S,et al. Color retinal image enhancement using CLAHE [C]. International Conference on ICT for Smart Society,2013:1-3.

[20] Jintasuttisak T,Intajag S. Color retinal image enhancement by Rayleigh contrast-limited adaptive histogram equalization[C]. International Conference on Control. IEEE,2014.

[21] Shamsudeen F M,Raju G. Enhancement of fundus imagery[C]. 2016 International Conference on Next Generation Intelligent Systems(ICNGIS). IEEE,2017.

[22] Mei Z,Kai J,Wang S,et al. Color retinal image enhancement based on luminosity and contrast adjustment[J]. IEEE transactions on bio-medical engineering,2018,65(3):521-527.

[23] Zhu M Y,Su F,Li W J. Improved multi-scale retinex approaches for color image enhancement [J]. Appl Mechanics Mater,2011,39:34-37.

[24] Goodfellow I,Pouget-Abadie J,Mirza M,et al. Generative adversarial nets[C]. Advances in Neural Information Processing Systems,2014:2674-2680.

[25] 王坤峰,苟超,段艳杰,等.生成式对抗网络 GAN 的研究进展与展望[J].自动化学报,2017,3(3): 321-332.

[26] Isola P,Zhu J Y,Zhou T,et al. Image-to-image translation with conditional adversarial networks [C]. IEEE Conference on Computer Vision and Pattern Recognition,2017:1125-1134.

[27] Zhu J Y,Park T,Isola P,et al. Unpaired image-to-image translation using cycle-consistent adversarial networks[C]. IEEE International Conference on Computer Vision,2017:2223-2232.

[28] You Q,Wan C,Sun J,et al. Fundus image enhancement method based on CycleGAN[C]. 2019 41st Annual International Conference of the IEEE Engineering in Medicine and Biology Society (EMBC). IEEE,2019.

[29] Matsui M,Tashiro T,Matsumoto K,et al. A study on automatic and quantitative diagnosis of fundus photographs. I. Detection of contour line of retinal blood vessel images on color fundus photographs[J]. Nippon Ganka Gakkai zasshi,1973,77(8):907-918.

[30] Baudoin C E,Lay B J,Klein J C. Automatic detection of microaneurysms in diabetic fluorescein angiography[J]. Revue d Épidémiologie et de Santé Publique,1984,32(3/4):254-261.

[31] Abramoff M D,Folk J C,Han D P,et al. Automated analysis of retinal images for detection of referable diabetic retinopathy[J]. JAMA Ophthalmology,2013,131(3):351-357.

[32] Soto-Pedre E,Navea A,Millan S,et al. Evaluation of automated image analysis software for the detection of diabetic retinopathy to reduce the ophthalmologists' workload[J]. Acta Ophthalmologica,2015,93(1):e52-e56.

[33] Wilkinson C P,Iii F,Klein R E,et al. Proposed international clinical diabetic retinopathy and diabetic macular edema disease severity scales[J]. Ophthalmology,2003,110(9):1677-1682.

［34］　Abramoff M D，Lou Y，Erginay A，et al. Improved automated detection of diabetic retinopathy on a publicly available dataset through integration of deep learning［J］. Investigative ophthalmology & visual science，2016，57(13)：5200-5206.

［35］　Ting D，Cheung C，Lim G，et al. Development and validation of a deep learning system for diabetic retinopathy and related eye diseases using retinal images from multiethnic populations with diabetes［J］. JAMA，2017，318(22)：2211-2223.

［36］　Gargeya R，Leng T. Automated identification of diabetic retinopathy using deep learning［J］. Ophthalmology，2017：962-969.

［37］　Wang L，Gao P，Zhang M，et al. Prevalence and ethnic pattern of diabetes and prediabetes in China in 2013［J］. JAMA，2017，317(24)：2515-2523.

［38］　中华医学会眼科学分会眼视光学组. 重视高度近视防控的专家共识(2017)［J］.中华眼视光学与视觉科学杂志，2017，7：385-389.

［39］　Ruiz-Medrano J，Montero J A，Flores-Moreno I，et al. Myopic maculopathy：current status and proposal for a new classification and grading system(ATN)［J］. Progress in retinal and eye research，2019，69：80-115.

［40］　Liu J，Wong D W K，Lim J H，et al. Detection of pathological myopia by PAMELA with texture-based features through an SVM approach［J］. Journal of Healthcare Engineering，2019，1：1-11.

［41］　Huazhu F，Fei L，José I O，et al. PALM：pathologic myopia challenge，IEEE dataport，2019.［EB/OL］.［2019-07-08］. http：dx.doi.org/10.21227/55pk-8z03.

［42］　Varadarajan A V，Poplin R，Blumer K，et al. Deep learning for predicting refractive error from retinal fundus images［J］. Investigative ophthalmology & visual science，2018，59(7)：2861-2868.

［43］　Septiarini A，Khairina D M，Kridalaksana A H，et al. Automatic glaucoma detection method applying a statistical approach to fundus images［J］. Healthcare Informatics Research，2018，24(1)：53-60.

［44］　Acharya R U，Yu W，Zhu K，et al. Identification of cataract and post-cataract surgery optical images using artificial intelligence techniques［J］. Journal of Medical Systems，2010，34(4)：619-628.

［45］　Gao X，Lin S，Wong T Y. Automatic feature learning to grade nuclear cataracts based on deep learning［J］. Springer International Publishing，2015，62(11)：2693-2701.

［46］　Lam C，Yu C，Huang L，et al. Retinal lesion detection with deep learning using image patches［J］. Investigative ophthalmology & visual science，2018，59(1)：590-596.

［47］　Fu HZ，Cheng J，Xu Y W，et al. Joint optic disc and cup segmentation based on multi-label deep network and polar transformation［J］. IEEE Trans Med Imag，2018，37(7)：1597-1605.

［48］　Smart T J，Richards C J，Bhatnagar R，et al. A study of red blood cell deformability in diabetic retinopathy using optical tweezers［C］. International Society for Optics and Photonics，2015：9548-9556.

［49］　Irshad S，Akram M U. Classification of retinal vessels into arteries and veins for detection of hypertensive retinopathy［C］. Biomedical Engineering Conference，2014：133-136.

［50］　Cheung Y L，Zheng Y，Hsu W，et al. Retinal vascular tortuosity，blood pressure，and cardiovascular risk factors［J］. Ophthalmology，2010，118(5)：812-818.

[51] Han Z,Yin Y,Meng X,et al. Blood vessel segmentation in pathological retinal image[C]. IEEE International Conference on Data Mining Workshop,2014:960-967.

[52] Staal J,Abramoff M D,Niemeijer M,et al. Ridge-based vessel segmentation in color images of the retina [J]. IEEE Transactions on Medical Imaging,2004,23:501-509.

[53] Fraz M M,Remagnino P,Hoppe A,et al. An ensemble classification-based approach applied to retinal blood vessel segmentation[J]. IEEE Transactions on Biomedical Engineering,2012,59: 2538-2548.

[54] Hoover A D,Kouznetsova V,Goldbaum M. Locating blood vessels in retinal images by piecewise threshold probing of a matched filter response[J]. IEEE Transactions on Medical Imaging,2000, 19(3):203-210.

[55] 杨文英. 中国糖尿病的流行特点及变化趋势[J]. 中国科学:生命科学,2018,48(8):812-819.

[56] Kande G B,Savithri T S,Subbaiah P V. Automatic detection of microaneurysms and hemorrhages in digital fundus images[J]. Journal of Digital Imaging,2010,23(4):430-437.

[57] X Zhang,G Thibault,E Decencière,et al. Exudate detection in color retinal images for mass screening of diabetic retinopathy[J]. Medical Image Analysis,2014,18(7):1026-1043.

[58] Porwal P,Pachade S,Kamble R,et al. Meriaudeau,Indian diabetic retinopathy image dataset (ID-RID): a database for diabetic retinopathy screening research[J]. Data,2018,3(3):25-36.

[59] Achanta R,Hemami S,Estrada F,et al. Frequency-tuned salient region detection[C]. Computer Vision and Pattern Recognition,2009,22(9/10):1597-1604.

[60] Zhang Z,Yin F S,Liu J,et al. ORIGA -light:an online retinal fundus image database for glaucoma analysis and research[C]. International Conference of IEEE Engineering in Medicine & Biology Society,2010:3065-3068.

[61] Decencière E,Zhang X,Cazuguel G,et al. Feedback on a publicly distributed image database:the Messidor database[J]. Image Analysis & Stereology,2014,33(3):231-234.

[62] Orlando J I,Prokofyeva E,Blaschko M B. A discriminatively trained fully connected conditional random field model for blood vessel segmentation in fundus images[J]. IEEE Transactions on Biomedical Engineering,2016,64(1):16-27.

[63] Esedoglu S,Shen J. Digital inpainting based on the Mumford-Shah-Euler image model[J]. European Journal of Applied Mathematics,2002,13(4):353-370.

[64] Maninis K K,Pont-Tuset J,Arbeláez P,et al. Deep retinal image understanding[C]. International Conference on Medical Image Computing and Computer-Assisted Intervention,2016:140-148.

[65] Xie S,Tu Z. Holistically-nested edge detection[J]. International Journal of Computer Vision, 2015,125(1/3):1-16.

[66] Fitzgibbon A,Pilu M,Fisher R B. Direct least square fitting of ellipses[J]. IEEE Transactions on pattern analysis and machine intelligence,1999,21(5):476-480.

[67] Carmona E J,Rincón M,García-Feijoó J,et al. Identification of the optic nerve head with genetic algorithms[J]. Artificial Intelligence in Medicine,2008,43(3):243-259.

[68] 李刘东. 改进粒子群优化算法在眼底出血点分割中的研究[D].哈尔滨:哈尔滨工业大学,2017.

[69] Lin T Y,Goyal P,Girshick R,et al. Focal Loss for Dense Object Detection [C]. IEEE Internation-

al Conference on Computer Vision,2017:2999-3007.

[70] Deng J,Dong W,Socher R,et al. Imagenet:a large-scale hierarchical image database[C]. 2009 IEEE conference on computer vision and pattern recognition. IEEE,2009:248-255.

[71] Krizhevsky A,Sutskever I,Hinton G E. Imagenet classification with deep convolutional neural networks[C].Advances in neural information processing systems,2012:1097-1105.

[72] Szegedy C,Liu W,Jia Y,et al. Going deeper with convolutions[C].Proceedings of the IEEE conference on computer vision and pattern recognition,2015:1-9.

[73] HintonG E,Osindero S,Teh Y W. A fast learning algorithm for deep belief nets[J].Neural computation,2006,18(7):1527-1554.

[74] Schmidhuber J. Deep learning in neural networks:an overview[J]. Neural networks,2015,61:85-117.

[75] LeCun Y,Bottou L,Bengio Y,et al. Gradient-based learning applied to document recognition[J]. Proceedings of the IEEE,1998,86(11):2278-2324.

[76] He K,Zhang X,Ren S,et al. Deep residual learning for image recognition[C]. Proceedings of the IEEE conference on computer vision and pattern recognition,2016:770-778.

[77] Xie S,Girshick R,Dollár P,et al. Aggregated residual transformations for deep neural networks[C].Proceedings of the IEEE conference on computer vision and pattern recognition,2017:1492-1500.

[78] Hu J,Shen L,Sun G. Squeeze-and-excitation networks[C].Proceedings of the IEEE conference on computer vision and pattern recognition,2018:7132-7141.

[79] Smith L N. Cyclical learning rates for training neural networks[C].2017 IEEE Winter Conference on Applications of Computer Vision (WACV). IEEE,2017:464-472.

[80] Yau J W Y,Rogers S L,Kawasaki R,et al. Global Prevalence and Major Risk Factors of Diabetic Retinopathy[J]. Diabetes Care,2012,35:556-564.

[81] Lee R,Wong T Y,Sabanayagam C. Epidemiology of diabetic retinopathy,diabetic macular edema and related vision loss[J]. Eye Vis,2015,2:17.

[82] Flaxman S R,Bourne R R A,Resnikoff S,et al. Global causes of blindness and distance vision impairment 1990—2020:a systematic review and meta-analysis[J]. Lancet Glob Health,2017,5:e1221.

[83] Pieczynski J,Grzybowski A. Review of diabetic retinopathy screening methods and programmes adopted in different parts of the world[J]. European Ophthalmic Review,2015,9:49-55.

[84] 翁铭,郑博,吴茂念,等. 基于深度学习的 DR 筛查智能诊断系统的初步研究[J]. 国际眼科杂志,2018,3:568-571.

[85] Philip S,Fleming A D,Goatman K A,et al. The efficacy of automated "disease/no disease" grading for diabetic retinopathy in a systematic screening programme[J]. BrJOphthalmol,2007,91(11):1512-1517.

[86] 李治玺,张健,FONG NELLIE,等. 人工智能初筛分流在大规模糖尿病视网膜病变筛查中的应用[J]. 中华医学杂志,2020,100(48):3835-3840.

[87] 中国医药教育协会智能医学专委会智能眼科学组,国家重点研发计划"眼科多模态成像及人工智

能诊疗系统的研发和应用"项目组. 基于眼底照相的糖尿病视网膜病变人工智能筛查系统应用指南[J].中华实验眼科杂志,2019,37(8):593-598.

[88] 李和恩. 基于眼底荧光血管造影的糖尿病视网膜病变新生血管及黄斑水肿的智能诊断系统[D].泸州:西南医科大学,2020.

[89] Kermany D S,Goldbaum M,Cai W,et al. Identifying medical diagnoses and treatable diseases by image-based deep learning[J]. Cell,2018,172:1122-1131.e9.

[90] Bellemo V,Lim Z,Lim G,et al. Artificial intelligence using deep learning to screen for referable and vision-threatening diabetic retinopathy in Africa:a clinical validation study[J]. Lancet Digital Health,2019,1(1):e35-44.

[91] Wong W L,Su X,Li X,et al. Global prevalence of age-related macular degeneration and disease burden projection for 2020 and 2040:a systematic review and meta-analysis[J]. Lancet Glob Health,2014,2(2):e106-16.

[92] Wong C W,Yanagi Y,Lee W K,et al. Age-related macular degeneration and polypoidal choroidal vasculopathy in Asians[J]. Prog Retin Eye Res,2016,53:107-139.

[93] Lim L S,Mitchell P,Seddon J M,et al. Age-related macular degeneration[J]. Lancet,2012,379 (9827):1728-1738.

[94] 薛瑢,万光明.萎缩型老年性黄斑变性的治疗研究进展[J].中华眼底病杂志,2019,35(1):94-98.

[95] 白玉婧,黎晓新.新生血管性老年性黄斑变性药物治疗面临的挑战与未来的发展趋势[J].中华眼底病杂志,2016,32(1):3-7.

[96] Burlina P M,Joshi N,Pekala M,et al. Automated grading of age-related macular degeneration from color fundus images using deep convolutional neural networks[J]. JAMA Ophthalmol,2017,135(11):1170-1176.

[97] Keel S,Li Z,Scheetz J,et al. Development and validation of a deep-learning algorithm for the detection of neovascular age-related macular degeneration from colour fundus photographs[J]. Clin Exp Ophthalmol,2019,47(8):1009-1018.

[98] Motozawa N,An G,Takagi S,et al. Optical Coherence Tomography-Based Deep-Learning Models for Classifying Normal and Age-Related Macular Degeneration and Exudative and Non-Exudative Age-Related Macular Degeneration Changes[J]. Ophthalmol Ther,2019,8(4):527-539.

[99] Hrvoje Bogunovi,Sebastian M. Waldstein,Thomas Schlegl,et al. Prediction of anti-VEGF treatment requirements in neovascular AMD using a machine learning approach[J]. Invest,Ophthalmol,Vis,Sci,2017,58(7):3240-3248.

[100] Brown D M,Michels M,Kaiser P K,et al. Ranibizumab versus verteporfin photodynamic therapy for neovascular age-related macular degeneration:two-year results of the ANCHOR study[J]. Ophthalmology,2009,116(1):57-65.

[101] Schmidt-Erfurth U,Bogunovic H,Sadeghipour A,et al. Machine learning to analyze the prognostic value of current imaging biomarkers in neovascular age-related macular degeneration[J]. Ophthalmol Retina,2018,2(1):24-30.

[102] Holden B A,Fricke T R,Wilson D A,et al. Global prevalence of myopia and high myopia and temporal trends from 2000 through 2050[J]. Ophthalmology,2016,123(5):1036-1042.

［103］ Ohno-Matsui K. Pathologic Myopia[J]. Asia Pac J Ophthalmol (Phila),2016,5(6):415-423.

［104］ Ohno-Matsui K,Kawasaki R,Jonas J B, et al. International photographic classification and grading system for myopic maculopathy[J]. Am J Ophthalmol,2015,159(5):877-883.

［105］ Hemelings R,Elen B,Blaschko M B, et al. Pathological myopia classification with simultaneous lesion segmentation using deep learning[J]. Comput Methods Programs Biomed,2021,199:105.

［106］ DU R,Xie S,Fang Y, et al. Deep Learning Approach for Automated Detection of Myopic Maculopathy and Pathologic Myopia in Fundus Images[J]. Ophthalmol Retina,2021,18:243-246.

［107］ Li Y,Feng W,Zhao X, et al. Development and validation of a deep learning system to screen vision-threatening conditions in high myopia using optical coherence tomography images[J]. Br J Ophthalmol,2020,3:178.

［108］ Cahyo D A Y,Wong D W K,Yow A P, et al. Volumetric Choroidal Segmentation Using Sequential Deep Learning Approach in High Myopia Subjects[J]. Annu Int Conf IEEE Eng Med Biol Soc,2020,6:1286-1289.

［109］ 杨卫华. 智能眼科概论[M]. 武汉:湖北科学技术出版社,2019:56-57.

［110］ Yang W H,Zheng B,Wu M N, et al. An evaluation system of fundus photograph-based intelligent diagnostic technology for diabetic retinopathy and applicability for research[J]. Diabetes Ther,2019,10(5):1811-1822.